動画 DVD で学ぶ

大腸内視鏡挿入法トレーニング

編著　大腸内視鏡挿入法検討会
企画責任編集　五十嵐正広
動画責任編集　津田　純郎

training

研修者から指導者まで

日本メディカルセンター

■ **編著**　大腸内視鏡挿入法検討会

顧問	佐竹　儀治	田坂記念クリニック院長
実行委員長	五十嵐正広	癌研有明病院内視鏡診療部長（企画責任編集）
実行委員	斉藤　裕輔	市立旭川病院消化器病センター長
	田中　信治	広島大学准教授・光学医療診療部部長
	田村　　智	高知大学医学部光学医療診療部病院教授
	趙　　栄済	大津市民病院消化器科部長
	津田　純郎	福岡大学筑紫病院消化器科准教授（動画責任編集）
	鶴田　　修	久留米大学医学部内科学講座消化器内科部門教授
	山野　泰穂	秋田赤十字病院消化器病センター部長

■ **執筆**（執筆順）

趙　　栄済	大津市民病院消化器科部長
宮田　正年	大津市民病院消化器科医長
高谷　宏樹	大津市民病院消化器科医長
田村　　智	高知大学医学部光学医療診療部病院教授
山野　泰穂	秋田赤十字病院消化器病センター部長
澤　　優子	久留米大学医学部内科学講座消化器内科部門
鶴田　　修	久留米大学医学部内科学講座消化器内科部門教授
河野　弘志	久留米大学医学部内科学講座消化器内科部門講師
唐原　　健	久留米大学医学部内科学講座消化器内科部門
田中　信治	広島大学准教授・光学医療診療部部長
斉藤　裕輔	市立旭川病院消化器病センター長
日山　　亨	広島大学保健管理センター
吉原　正治	広島大学教授・保健管理センター センター長
津田　純郎	福岡大学筑紫病院消化器科准教授

推薦の言葉

　いつの間にか消化管内視鏡検査の主体は大腸内視鏡検査になってしまった．どこの病院，クリニックでも上部消化管の内視鏡検査は減少傾向にあるが，その一方大腸内視鏡検査の数は飛躍的に増加してきている．

　しかし上部消化管に比べると，大腸内視鏡検査は繁雑であり，苦痛の少ない検査を行うには，術者の力量が大きく関係し，実際問題として検査に時間がかかることは避けられず，どこの施設でも多くの症例を消化し，適切な検査を実施するのに四苦八苦されているのが現実の姿である．そのため何とか上手に苦痛なくしかも早く大腸内視鏡検査が行えるよう，多くの方々が，その技術の習得に熱心に取り組んでおられる．

　内視鏡学会主催のセミナーばかりでなく，各地方会主催のセミナーにしても，大腸内視鏡検査を要望される方々はきわめて多く，いずれのセミナー会場も満員の盛況である．それにもかかわらず，大腸内視鏡検査手技の習得はかなり困難で，現実に多くの方々が苦労されている．セミナーの内容も live demonstration から，ビデオを使っての講演，あるいは hands-on トレーニングなど各種のものが企画されているが，さてこれらの講習を受けて，熟練者の手技を見習い，自身で施行しようとしても独力で大腸内視鏡検査を上手に早くしかも見落としなく実施できるようになるのはきわめて困難である．

　このような時に，五十嵐正広先生の企画責任編集，津田純郎先生の動画責任編集のもと内視鏡推進連絡会の手技標準化部会の下部組織である大腸内視鏡挿入法検討会の皆さんの編著で，本書『動画で学ぶ大腸内視鏡挿入法トレーニング―研修者から指導者まで』が発刊された．

　本書の内容は手技の詳細をビデオを用いて本文と対比させ，繰り返し観察することで，困難な操作を身につけることができるように工夫されており，これから検査に取り組む初心者のみならず，これらの方を指導される指導医の方々の要望にも応えうる，まことに時宜を得た出版であると考えている．

　具体的には3段階のステップ方式になっており，Step 1 は基礎的事項，Step 2 は新しく開発されたコロンモデルを使っての実技の実際，Step 3 は臨床例での実践という構成になっている．それぞれの Step では身につけるべき項目がチェックシートでその習得を確認できるようになっており，親切な配慮であると思っている．

　その内容をみると Step 1 では適切なインフォームドコンセントを行ううえでの具体的な注意点が述べられ，続く各項目では腸管各部位の見え方の特徴，内視鏡の種類と特性，消毒，洗浄，前処置，モニタリング，偶発症，機器のトラブルの対処法等々について，要点を取り上げた詳細な内容となっている．さらに本書の大きい特徴は，Step 2 のコロンモデルによるトレーニングの実際である．この章ではコロンモデルを使って腸管各部位での細かい挿入手技の実際が項目を分けて詳細に述べられ，腸管の走行，形態の多様性に応じた腸管各部位の挿入手技の習得が容易にできるように動画を使って詳しく述べられている．

　セミナー，hands-on などの講習で，熟練者の手技を見学しても，内視鏡の腸管内通過が早く，それぞれの時点での細かい操作の詳細はなかなか理解し難く，ましてや操作中術者から細

かい説明を期待するのも不可能なことである．本書では，腸管各部の，それぞれの部位の腸管走行の如何，各部位に応じた挿入法の実際の手技が，段階別に動画として用意されており，繰り返し動画を観察し，そのうえで実例について実際に検査を行うことで，困難な手技の習得も容易になることが期待される．

　基礎的手技を習得したうえは，さらに Step 3 応用編でより難しい臨床例での操作方法の習得となるが，Step 3 では，Step 2 での習得を前提に臨床例での各部の挿入法の実際が細かく述べられ，それぞれの段階での動画が準備されている．これらを繰り返し観察することで腸管各部位での内視鏡挿入操作の基本は容易に習得できるものと思っている．

　以上の各章を通じて本書は初心者の基礎的手技の習得に有用であるのみならず，指導に当たる方々にとっても，初心者にどのような指導を行えば，技術の習得にもっとも効果的であるのか，具体的に示した内容であると言える．

　世界消化器内視鏡学会の education committee では train the trainers というプログラムがあって，毎年ごく限られた人数であるが，内視鏡の指導者として選ばれた方々を対象に，その方々の教育能力を高めるためかなりハードな教育訓練の場が用意されており，教育方法，指導方法について徹底的な教育，訓練が行われている．

　日本においても今後このような指導者に対する教育，訓練の場を設けることが必要と考えており，差し当たり大腸内視鏡検査の指導者の教育方法に関する講習，訓練が今後ますます重要になると考えているが，本書の内容は，指導者に教育方法を考えて戴くためにも格好な手引きになると考えている．

　以上本書は，ビデオ画面とあいまって，その内容を十分理解し，繰り返しビデオ，本文をみて実際の症例の検査に当たるならば，初心者にとっては，難しい大腸内視鏡手技の習得が可能となり，また指導に当たる方々にとっては，ポイントをついた指導ができる格好の手引きとして役立つものと思われ，座右に備えて戴くようご推薦申し上げる次第である．

　本書によって一人でも多くの大腸内視鏡検査の熟練者が増えることを願って推薦の言葉とさせて戴く．

平成 19 年 9 月 17 日

聖マリアンナ医科大学客員教授
日本消化器内視鏡学会理事長

丹羽　寛文

推薦の序

　大腸内視鏡検査の解説書は多数発表されているが，本書は画期的なものと言ってよいであろう．本書ではコロノスコピーに必要なすべての知識が大腸の解剖から前処置法，偶発症対策にいたるまで網羅されており，さらに大腸内視鏡の挿入技術についてはDVDに集録された動画によってきわめて実践的に解説されている．このような完成度の高いコロノスコピーの解説書はこれまでに存在しなかった．

　本書が誕生するに到った出発点は2004年に消化器内視鏡推進連絡会の中に「大腸内視鏡挿入法検討会」が組織されたところから始まる．これまで全国各地で試行錯誤的に行われてきた大腸内視鏡のトレーニングを詳細に見直し，新たに標準的な教育法として体系化しようとするプロジェクトであった．筆者はその検討会の顧問として名を連ねさせて頂いたが，実務を担当されたのは，全国から選ばれた豊かな経験と指導力を有する気鋭のコロノスコピスト8名であった．大変多忙な8名の委員の方々であったが，五十嵐委員長を中心に幾度も一堂に会して討論を重ねられ，ついに大腸内視鏡のトレーニングのカリキュラムを作成されるに到った．複数のベテランコロノスコピストが合意した大腸内視鏡挿入法に基づく教育法であるから偏りのない合理的，効率的，実践的なカリキュラムである．DVDではこのカリキュラムに則した挿入法がコロンモデルを用いて解説され，さらに臨床例も供覧されている．このDVDは津田委員が一切の妥協を排し抜いて長時間をかけて作成された労作である．動画は4分割画面で表示され，スコープ先進部がとらえる大腸内腔，スコープの走行をとらえるコロンモデルの全景，アングル操作を行う検査医の左手，スコープの軸操作をする右手の状態が同時に観察できる画面構成になっている．コロンモデル内のスコープの走行が観察しやすいように透明なコロンモデルを使用した画像も呈示されている．読者はコロンモデルを用いたこのDVD動画によってコロノスコピーにおけるスコープの基本的な操作法，大腸各部の通過法を納得がいくまで詳細に学ぶことができるであろう．もちろん解説書を一読しただけでマスターできるコロノスコピーではないが，このDVDを見ながら実際にコロンモデルを用いて繰り返し練習すれば，コロノスコープの基本的な操作に習熟し，やがて臨床例に当たっても，リスクを避ける心構え，難しい部位における安全なスコープ操作を身につけることができるようになるであろう．

　「大腸内視鏡挿入法検討会」で今回作成された初心者教育のカリキュラムは今後全国的に使用される可能性が高い．全国各地の内視鏡指導施設でこのカリキュラムを用いたコロノスコピーの初心者教育が始まることを期待したい．独学も悪くはないが，コロノスコピーではつねに先達はあらまほしき事，であるからだ．

　平成19年9月

田坂記念クリニック院長
佐竹　儀治

序　文

　　大腸内視鏡検査用のスコープは，ファイバースコープから，現在の高解像度電子スコープへと進化し約40年の歴史がある．筆者は1977年から大腸鏡に接したが，当初はいわゆる「二人法」で行われ透視を駆使し，盲腸まで挿入するのは至難の業であった．当初は，田島強先生が考案された「逆の字法」による挿入法しか知らず，前処置も悪く大変な時代であった．また，挿入方法を勉強しようにも教材もない状況であり，試行錯誤を繰り返しつつ挿入技術を培うしかなかった．新谷弘実先生が「One man method（一人法）」という画期的な挿入法を確立し，世に紹介されてからは，一人法による挿入が標準的な挿入法となった．大腸内視鏡検査が一般化するとともに挿入法に関するビデオや教材が多数発売されるようになり，ライブデモンストレーションによる挿入手技の解説もさかんに行われるようになった．現在でも学会やセミナー等で行われている．ベテラン施行医の手技の実際をみて参考になることは多い．しかし，初心者にとっては，その手技を見習って施行しようとしても実際にはなかなか同じようにならず悩んでいる方が多いのではと思われる．また，今日まで多数の大腸鏡挿入法の解説書が発売されているが，本を熟読して挿入法を身につけられた方はいないと思われる．解説書は，理論や方法，工夫などを理解する上では役立つが，本を読むだけでは手技の上達は望めない．残念ながらそれが現実であろう．

　　大腸鏡検査の挿入法を研修する際，これまでは，先輩の挿入を見て覚える，セミナーに参加，解説書，ビデオなどで独学するのが一般的で，大腸鏡検査技術の習得は一朝一夕にはいかないにもかかわらず，研修システムや教育に関しては，なおざりにされていたと言わざるをえない．大学や専門病院などの教育機関では，各施設で個々の教育カリキュラムにのっとった研修が行われていると思われるが，教育機関で研修を受け，挿入法を習得できる医師は一握りである．大腸鏡検査を必要としている臨床の場から見れば非常に少数であろうと予想される．なぜなら，学会で挿入法をテーマとした会場はいつも超満員である．いかに，多くの医師が大腸鏡の挿入法に苦労しているかがうかがえる．

　　そのような環境のもと，2004年消化器内視鏡推進連絡会の手技標準化部会の下部組織として「大腸内視鏡挿入法検討会」が発足した．メンバーは，佐竹先生を顧問として，五十嵐，斉藤，田中，田村，趙，津田，鶴田，山野の8名で組織された．その目的は，大腸鏡挿入手技習得研修に関する共通したカリキュラムを作り，短時間で効率よく共通の技術を習得できる方法を検討することであった．その成果として，①挿入法の教育カリキュラム，②修練用の新しいコロンモデル，が完成した．このカリキュラムに基づいて研修することで，標準的な技術が全国どこでも可能になると期待している．また，新しいコロンモデルは質感もヒトの腸に類似し，送気や脱気が可能で，挿入の難度を容易に変えることもできる画期的なものである．メ

ンバーの数施設で初心者を対象としてこのカリキュラムに基づき，コロンモデルを用いた研修を行ったが，挿入技術を短時間で習得できたという結果を確認している．

　本書の構成は，3段階のステップ式になっている．Step 1 では，挿入の習得に必要な知識の項目を網羅してあり，実際的なものとなっている．Step 2 では，身につけるべき項目と詳細を記し，コロンモデルで実践しチェックするようにし，自分で確認できるようにしてある．さらに，どのような研修をすれば挿入に必要な技術が習得できるかの実際を動画で解説してある．このコロンモデルによる研修が手技の習得には非常に重要な位置付けとなっている．さらに Step 3 では，ヒトでの実践編となっており，コロンモデルでの技術がどのように実際使われるかを動画できめ細かく解説してある．動画については，津田先生が担当され，半年にわたる動画の撮影と夏休みをすべて費やして編集を行っていただいた労作である．先生のご尽力に対しこの場を借りて感謝申し上げる次第である．

　今回編集したこの書を活用していただければ，今後挿入法の解説書の出版は不要になるものと自負している．また，この書は研修をはじめる初心者のみならず，大腸内視鏡挿入法を教育する指導者にとっても，教育カリキュラムとして参考になる画期的なものと大腸内視鏡挿入法検討会のメンバー全員が自信を持って出版させていただいたものである．多くの研修医や指導医の先生方にお役に立てれば幸いである．

2007 年 9 月

癌研有明病院 内視鏡診療部部長
五十嵐正広

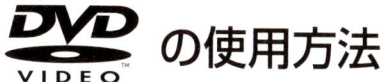の使用方法

● 本書に同梱のDVDビデオは，大腸内視鏡挿入法トレーニングのために作製されております．
　従いまして，本書103頁〜156頁の本文中にあります DVDmenu▶1 部分と対照してご覧いただけます．
　起動時に立ち上がります「メインメニュー」(1)から，「タイトル別再生」★を選択していただきます．

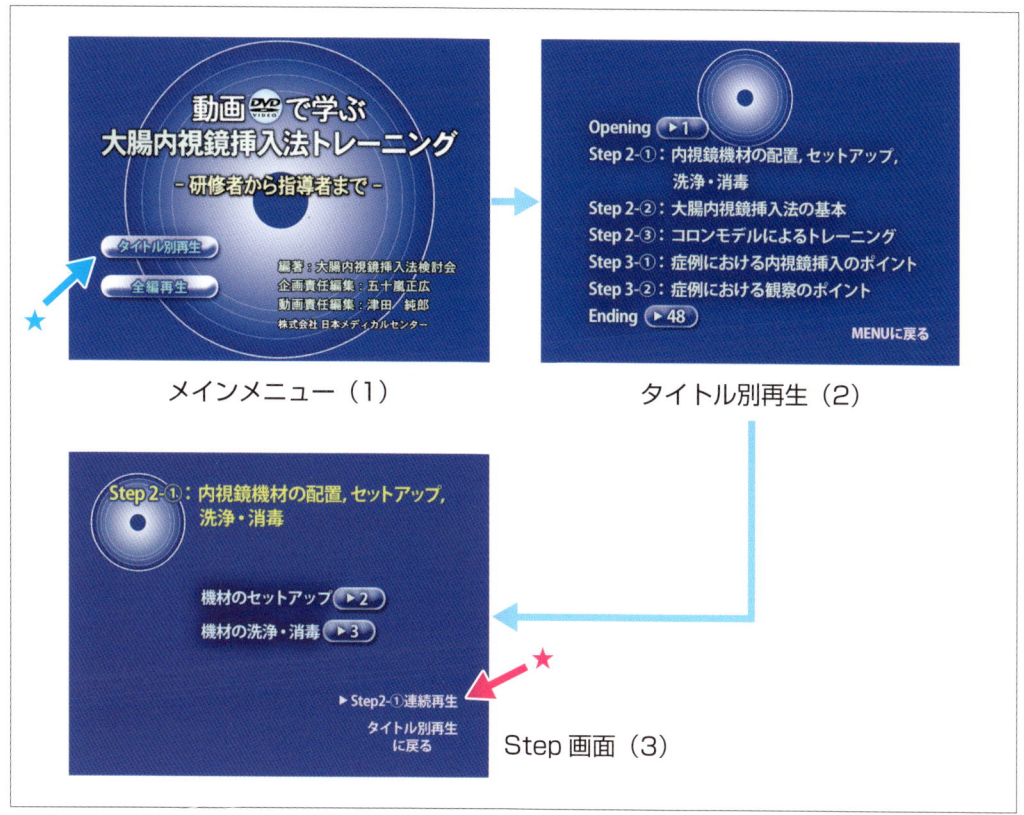

　すると，右に示しました「タイトル別再生」(2)の画面に切り替わります．
　この「タイトル別再生」画面から各Step（本文中のStep番号と同じ）が選択できます．
　Stepを選択いたしますと，下のStep画面(3)になり，各項目が選択できます．各項目の最後についている番号は，本文中に示している番号と一致しています．各項目が終了しますと，画面は自動的にその項目のあったStep画面(3)に戻ります．Step画面の項目を連続してご覧になる場合は，「▶Step＊連続再生」★を選択して下さい．
　あえて全編を通してご覧になりたい場合は，メインメニューの「全編再生」ボタンを選択してください．
　次ページに「メインメニュー」(1)以下の流れを記載しましたので参考にしてください．

　DVDビデオは映像と音声を高密度に記録したディスクです．DVDビデオ対応のプレイヤーで再生してください．

```
                    メインメニュー  →  全編再生
                           ↓
                       タイトル別再生
            Opening     ▶1
            Step 2-①：内視鏡機材の配置，セットアップ，洗浄・消毒
            Step 2-②：大腸内視鏡挿入法の基本
            Step 2-③：コロンモデルによるトレーニング
            Step 3-①：症例における内視鏡挿入のポイント
            Step 3-②：症例における観察のポイント
            Ending      ▶48
```

Step 2-①
内視鏡機材の配置，セットアップ，洗浄・消毒

機材のセットアップ　▶2
機材の洗浄・消毒　　▶3

Step 2-②
大腸内視鏡挿入法の基本

● 挿入法の基本
　　内視鏡操作の基本　▶4
　　送気は避ける　　　▶5
　　ヒダのかき分け　　▶6
　　過伸展は避ける　　▶7
　　シャフトの特性①　▶8
　　シャフトの特性②　▶9
　　「たわみ」認識　　▶10
● 補助手段
　　用手圧迫法　　　　▶11
　　硬度可変機能　　　▶12
● 内視鏡挿入形状観測装置
　　（UPD）　　　　　▶13

Step 2-③
コロンモデルによるトレーニング

トレーニング概説　　▶14
● 直腸～脾彎曲への挿入
　　パターン説明①　　▶15
　　初級編　　　　　　▶16
　　パターン１　　　　▶17
　　パターン２　　　　▶18
　　パターン３　　　　▶19
　　中級～上級編　　　▶20
　　パターン４　　　　▶21
　　パターン５　　　　▶22
　　応用編　　　　　　▶23
　　パターン６　　　　▶24
　　パターン４短縮挿入▶25
● 脾彎曲～盲腸への挿入
　　パターン説明②　　▶26
　　簡単なパターン　　▶27
　　難しいパターン　　▶28
● 内視鏡「たわみ」対処法
　　　　　　　　　　　▶29

大腸内視鏡検査挿入手技研修　教育ステップ

【対　象】
大腸内視鏡検査を習得したいと思う医師
（上部内視鏡検査を経験するなど，内視鏡の構造・機能を理解し，
機器に馴染んでいることが望ましい）

【Step 1】**基礎知識の習得**
　　　教科書，VTR/DVD による基礎知識習得
【Step 2】**実地前研修**
　　　（1）上級者の症例見学
　　　（2）コロンモデルによるトレーニング
【Step 3】**実地研修**
　　　（1）患者への深部挿入
　　　（2）抜き観察

＊巻末にセルフチェック用のステップ到達チェックシートを添付した

大腸内視鏡挿入法検討会

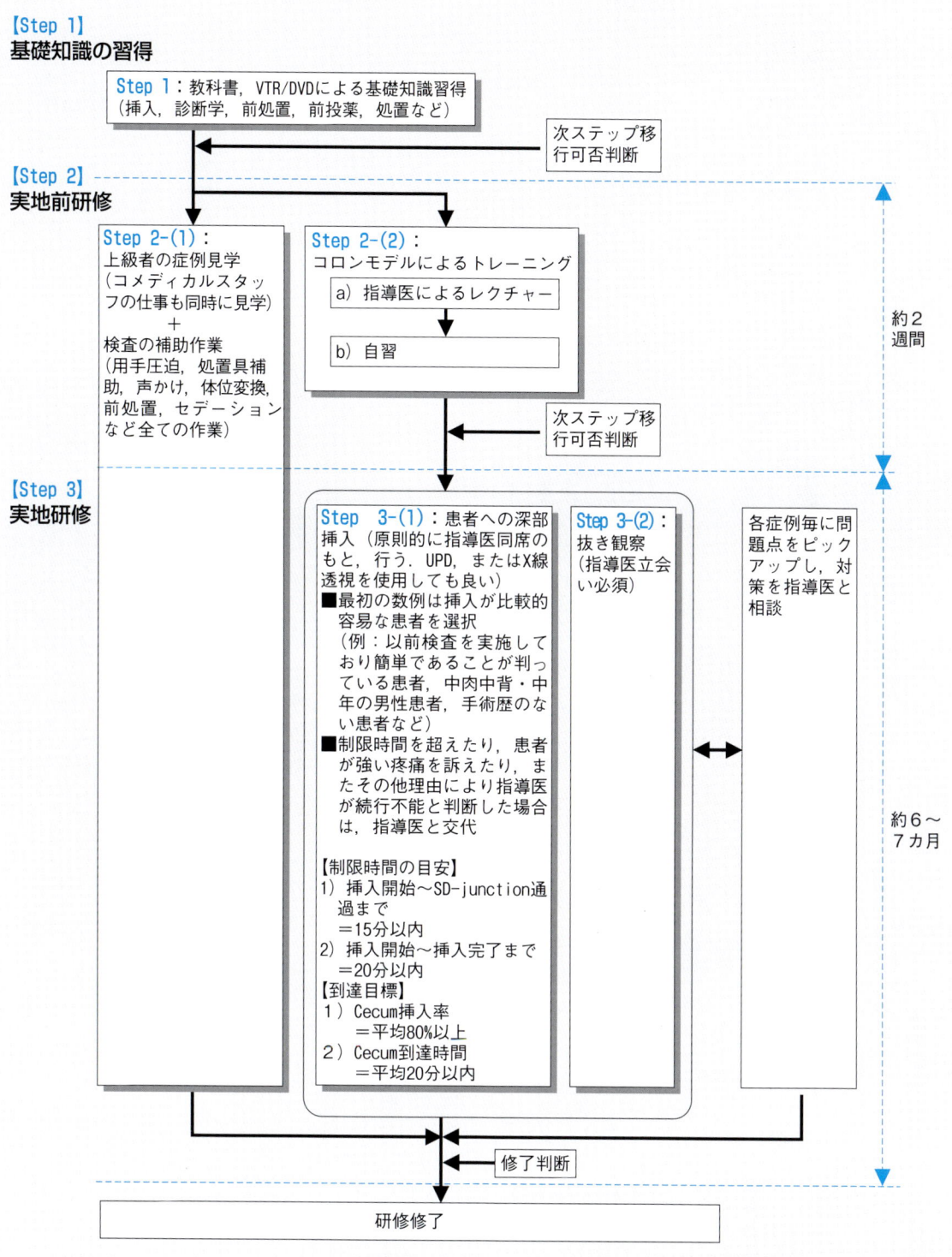

【Step 1】基礎知識の習得

Step 1 教科書、VTR／DVDによる基礎知識習得

ステップ	身に付ける項目	詳細
Step 1 教科書、VTR／DVDによる基礎知識習得	インフォームドコンセントの基礎知識	インフォームドコンセントの必要性やその意義を理解する
	検査に関する投薬の基礎知識	鎮痙薬、Sedation（鎮静薬、鎮痛薬、各種拮抗薬）の必要性、副作用、禁忌を理解する
	挿入法に関する基礎知識	挿入法の教科書を熟読し、VTR／DVDで挿入法の実際を見て、挿入法の基礎を理解する
	下部消化管診断学の基礎知識	左記の習得と、診断の重要性を十分認識する
	前処置法の基礎知識	左記を習得する
	生検・治療の基礎知識	
	合併症の基礎知識	
	洗浄・消毒の基礎知識	
	機材、操作の基本知識	スコープの種類（細径、通常径、2チャンネルスコープ、拡大内視鏡、硬度可変スコープ、UPDなど）、操作方法、使用上の注意事項の概略を理解する
		スコープの内部構造の概略を理解する
		スコープ以外の各機材（UPDなど）についても、用途、操作方法を理解する

【Step 2】実地前研修

ステップ	身に付ける項目	詳細
Step 2-(1) 上級者の症例見学	症例のイメージトレーニング	指導医の手技を見て、挿入法のイメージトレーニングを行う（見るポイント：左手のアングル操作、右手の挿入部押し引き、左右の捻り操作いわゆる"トルク"のかけ方、左右の手の協調運動など）
	スタッフの業務内容理解	症例見学により、コメディカルスタッフの業務を理解する
	検査に伴う補助作業の理解	生検の補助作業を習得する
		見学により、治療（ポリペクトミー、EMRなど）の補助作業を理解する
		体位変換の補助作業を習得する
		投薬作業、及び投薬に関わる補助作業（モニタリングなど）を習得する
		用手圧迫作業を習得する
		患者の状態把握と適切な声掛けを理解する（実際に自分でも行えるようになることが望ましい）
		機器の洗浄・消毒作業を習得する
		内視鏡に関わるその他作業を習得する

Step 2-(2) コロンモデルによるトレーニング				
機材の配置				モニター、ベッド、内視鏡システムなど、機材の配置パターンと、その意味を理解する
機材のセットアップ				スコープと機器の接続、システム立ち上げなど、機材のセットアップ方法を習得する
立ち位置と姿勢				適正な立ち位置、検査姿勢を習得する
挿入部の把持				肛門から適正な距離で把持するなどを習得する
操作部の把持				アングル・各種ボタン操作が無理なく行える把持を習得する
				無意識に送気ボタンに指が掛からない操作を習得する（過送気の防止）
基本挿入パターンの習得	全般	No.1		左手での操作部の操作、右手での挿入部の操作を協調して操作する
		No.2		腸壁からの至適距離を保って、適切な視野を確保する（腸壁と接触し視野を失った状態、いわゆる"赤玉"を避ける）
		No.3		スコープのたわみを認識する
		No.4		挿入部に左右の捻り操作いわゆる"トルク"をかけることでスコープのたわみを防止する
		No.5		腸の形状をイメージしながら挿入する
		No.6		各屈曲（RS-junction, SD-junction, 脾彎曲, 横行結腸中部, 肝彎曲）を認識し、スコープの進む方向を予測する
	S状結腸	No.7		S状結腸でループを作らずにSD-junctionを通過する
		No.8		S状結腸でループを作りながら、押し込み操作でSD-junctionを通過する
	下行結腸	No.9		ループ形状に応じた直線化を行い、いわゆる"フリー感"を通して直線化したことを目で見て確認する
	横行結腸	No.10		引きの操作により、横行結腸の短縮を行う
	上行結腸	No.11		虫垂開口部、回盲弁を確認する
	回腸	No.12		回腸にスコープを挿入する
抜き観察の基礎				観察している部位を把握し、観察上死角になりやすいポイント（ひだの裏・屈曲の内側など）を意識しながら、抜き観察を実施する
硬度可変の基本操作（保有施設のみ）				状況に応じ、硬度可変機能を使用する
UPDの基本操作（保有施設のみ）				UPDの操作方法を理解する
				UPDによりループ形状の確認と、それに応じたループ解除の方法を習得する
				UPDモニターの画像を、ループ解除時など必要なポイントでのみ利用する（あくまで観察画像と手の感覚が主体の感覚での操作になっている）

17

【Step 3】実地研修

ステップ	身に付ける項目			詳　細
Step 3－(1) 患者への深部挿入	挿入手技を習得している	全般	No.1	検査目的, 手術の既往, 過去の検査状況 (病変部位, 治療の種類, 検査の困難さなど) を把握する
			No.2	腸壁からの至適距離を保って, 適切な視野を確保する (腸壁と接触し視野を失った状態, いわゆる "赤玉" を避ける)
			No.3	腸の形状をイメージしながら挿入する
			No.4	過送気を避け, 腸管内の空気を適切に調整する
			No.5	必要に応じ, 患者の呼吸を利用して挿入する
			No.6	用手圧迫を適宜用いる (UPD 使用時は, UPD マーカーを利用して効率良く行う)
			No.7	状況に応じて体位変換を行う
		挿入前	No.8	肛門部の指診を行う
		直腸	No.9	直腸の各部位 (上部直腸, 下部直腸) を認識する
			No.10	RS-junction を認識し, その先の S 状結腸の方向を予測して S 状結腸にスコープを挿入する
		S 状結腸	No.11	過伸展, 過度のループを避けて挿入する
		SD-junction → 下行結腸	No.12	SD-junction を認識し, その先の下行結腸の方向を予測する
			No.13	状況に応じた操作 (捻り, 先端を滑らせるなど) により, 下行結腸にスコープを挿入する
			No.14	Right turn shortening を主体に, ループ形状に応じてスコープを直線化し, 直線化したことの確認をする
		脾彎曲	No.15	脾彎曲を認識し, その先の横行結腸の進む方向を予測して, 挿入部のたわみを極力抑えながらスコープを横行結腸に挿入する
		横行結腸	No.16	横行結腸中部を認識し, その先の右側横行結腸の方向を予測してスコープを右側横行結腸に挿入する
			No.17	横行結腸に短縮操作を加えて, 肝彎曲に到達する
		肝彎曲	No.18	肝彎曲を認識し, その先の上行結腸の方向を予測してスコープを上行結腸に挿入する
		上行結腸	No.19	虫垂開口部, 回盲弁を認識する
		回腸	No.20	回腸にスコープを挿入する
		到達目標		盲腸まで平均 20 分以内
				盲腸まで平均挿入率 80％以上
Step 3－(2) 抜き観察	指導医立会いのもと, 患者の抜き観察を適切に行える			指導医が盲腸まで挿入した患者の抜き観察を行い, ループがない状態の挿入部のいわゆる "フリー感" を体感する
				観察している部位を把握し, 観察上死角になりやすいポイント (ひだの裏・屈曲の内側など) を意識しながら, 抜き観察を実施する

目　次

大腸内視鏡挿入法の教育ステップ……………………………………………………13

Step 1　基礎知識の習得

● 1. 大腸内視鏡検査に必要なインフォームドコンセント　26
（趙　栄済，宮田正年，高谷宏樹）

- Ⅰ. インフォームドコンセントの概念………………………………………26
- Ⅱ. インフォームドコンセントの成立………………………………………27
  1. 患者の同意能力／27
  2. 医師の十分な説明／28
  3. 患者による理解と自発的な同意／28
- Ⅲ. インフォームドコンセント作成の要点…………………………………29
  1. 患者の病名あるいは病態／29
  2. 検査の目的／29
  3. 大腸内視鏡検査の手順／30
  4. 偶発症と発生頻度／30
  5. 抗凝固薬・血小板凝集抑制薬の確認／31
  6. 代替可能な検査／32
- Ⅳ. インフォームドコンセント用書式の作成例……………………………32

● 2. 大腸内視鏡検査に必要な解剖学　35
（田村　智）

- Ⅰ. 大腸の走行と部位別解剖…………………………………………………35
  1. 肛門管と直腸／36
  2. S状結腸／37
  3. 下行結腸／38
  4. 横行結腸／39
  5. 上行結腸／39
  6. 盲腸／40
- Ⅱ. 大腸の正常組織所見と血管支配…………………………………………41
  1. 正常組織所見／41
  2. 血管支配／42
- Ⅲ. 大腸内視鏡検査における偶発症と部位の相関関係……………………43
  1. 穿孔／43
  2. 出血／44
  3. 虚血性大腸炎／44

4. 迷走神経反射（腹腔神経叢反射）／44
　　　5. 過呼吸／44
　　　6. 腸間膜静脈血栓症／44

● 3. 大腸内視鏡の種類と特性　　　　　　　　　　　　　　　　　45
（山野泰穂）

Ⅰ．内視鏡の種類 …………………………………………………45
　　1. スコープ外径／46
　　2. 硬度可変機能／47
　　3. UPD対応機種／47
Ⅱ．スコープ全般の特性 …………………………………………49
Ⅲ．細径・太径スコープの特性 …………………………………51
Ⅳ．硬度可変式スコープの特性 …………………………………52
Ⅴ．UPD対応スコープ特性 ………………………………………53

● 4. 大腸内視鏡のスコープの洗浄と消毒法　　　　　　　　　　54
（澤　優子，鶴田　修，河野弘志）

Ⅰ．洗浄・消毒・滅菌 ……………………………………………54
　　1. 洗浄・消毒・滅菌の定義／54
　　2. 消毒の必要性，消毒レベル／55
Ⅱ．消毒液の種類と特徴 …………………………………………56
　　1. グルタルアルデヒド（GA）／56
　　2. フタラール（オルトフルタルアルデヒド；OPA）／56
　　3. 過酢酸／57
Ⅲ．内視鏡および処置具の洗浄・消毒 …………………………57
　　1. 内視鏡の洗浄方法／57
　　2. 内視鏡処置具の洗浄・消毒／58
Ⅳ．内視鏡の感染対策と注意点 …………………………………59
　　1. 内視鏡室由来の感染に対する対策／59
　　2. 周辺環境由来の感染に対する対策／59
　　3. クオリティーコントロール／59

● 5. 大腸内視鏡検査の前処置　　　　　　　　　　　　　　　　61
（田中信治）

Ⅰ．前処置法の種類と実際 ………………………………………61
　　1. ニフレック®法／62
　　2. 在宅ニフレック®法／64
　　3. 大量マグコロールP®法／64
　　4. 検査食併用ニフレック®法／64
　　5. 経腸栄養剤を用いた前処置法／65
　　6. 下剤／65

  7. 消化管機能調律薬／65
  8. 新しい経口腸管洗浄剤ビジクリア®錠（リン酸ナトリウム製剤）／65
 Ⅱ. 前処置のポイントと注意事項……………………………………………………66
  1. 禁忌および要注意疾患・合併症／66
  2. 患者への説明・対応／67
  3. 検査前日の食事内容についての注意／67
  4. 腸管付着粘液，気泡に対する対策／67

6. 前投薬の種類と特性―Sedation を中心に 69
（斉藤裕輔）

 Ⅰ. 大腸内視鏡施行時の適切な sedation……………………………………………70
 Ⅱ. 鎮静薬・鎮痛薬投与時の注意点…………………………………………………70
 Ⅲ. 合併症に対する対処法……………………………………………………………71
  1. 呼吸抑制／71
  2. 循環動態の変動／71
 Ⅳ. 鎮静薬の種類………………………………………………………………………72
  1. ベンゾジアゼピンの特徴／72
  2. おもなベンゾジアゼピン系薬剤の使用法／72
 Ⅴ. 鎮痛薬の種類………………………………………………………………………73
  1. 塩酸ペチジン（オピスタン®）／73
  2. ペンタゾシン（ソセゴン®）／73
 Ⅵ. 拮抗薬の種類………………………………………………………………………74
  1. フルマゼニル／74
  2. 塩酸ナロキソン／74

7. モニタリングの必要性 75
（澤 優子，鶴田 修，唐原 健）

 Ⅰ. モニタリング………………………………………………………………………75
  1. 大腸内視鏡時の呼吸循環動態／75
  2. モニタリングの必要性／76
 Ⅱ. モニタリング方法…………………………………………………………………76
 Ⅲ. 緊急内視鏡時のモニタリングの必要性…………………………………………77
 Ⅳ. 緊急事態に備えた機材……………………………………………………………78

8. 大腸内視鏡検査に関わる偶発症の実態 80
（日山 亨，吉原正治，田中信治）

 Ⅰ. 全国での発生状況…………………………………………………………………80
 Ⅱ. 大腸内視鏡検査の偶発症が関係した判例………………………………………82
  判例1／82
  判例2／83
 Ⅲ. 判例から何を学ぶべきか…………………………………………………………84

- 9. 内視鏡の構造とトラブル時の対処方法　　　　　　　　　　　　　86
  （オリンパスメディカルシステムズ株式会社）
    - Ⅰ. 内視鏡の構造と各部の名称……………………………………………86
        1. 内視鏡システム／86
        2. 内視鏡／87
        3. 内視鏡の管路／89
    - Ⅱ. 異常の見分け方と対処方法……………………………………………90
        1. 機器の設定の不良や消耗品の劣化などにより起こる異常の場合／90
        2. 直ちに患者から内視鏡を引き抜く場合／94
        3. 異常が生じた内視鏡の引き抜き／95
    - Ⅲ. 故障と予防方法……………………………………………………………96
        1. 内視鏡の主な故障／96
        2. よくある故障原因と故障予防のための取り扱い方／97

Step 2　実地前研修

Step 2，3 の用語説明………………………………………………………104
大腸内視鏡トレーニングパターン………………………………………105

- 1. 機材の配置，セットアップ，洗浄・消毒　　　　　　　　　　106
  （津田純郎）
    - Ⅰ. 機材の配置………………………………………………………………106
    - Ⅱ. 機材のセットアップ……………………………………………………106
    - Ⅲ. 機材の洗浄・消毒………………………………………………………108

- 2. 大腸内視鏡挿入法の基本　　　　　　　　　　　　　　　　　112
  （津田純郎）
    - Ⅰ. 検査の補助と見学………………………………………………………112
    - Ⅱ. 挿入法の基本事項………………………………………………………112
        1. 内視鏡操作の基本／112
        2. 挿入時の基本事項／113
            1) 送気はできる限り避ける／113
            2) ひだは内視鏡先端でかき分けて進む／114
            3) 腸管を過伸展させるようなプッシュはできる限り避ける／114
            4) 内視鏡シャフトの特性を利用する／115
                a. アングル操作と内視鏡シャフトのプッシュ操作／116
                b. 内視鏡シャフトの回旋とプル操作の組み合わせ／116
                c. 内視鏡シャフトへの「捻り」操作／116
            5) 内視鏡の「たわみ」を認識し対処する／117
            6) 内視鏡操作はゆっくり行う／118

　　　　7）危険を避ける挿入／118
　　3．挿入の補助手段／119
　　　　1）用手圧迫法／119
　　　　2）体位変換／120
　　　　3）被検者の呼吸／121
　　　　4）硬度可変機能／121
　　　　5）スライディングチューブ／121
　　　　6）潤滑剤／123
　　4．挿入形状の確認手段／124
　　　　1）X線透視装置／124
　　　　2）内視鏡挿入形状観測装置（UPD）／124
　　5．内視鏡の種類と選択／126
Ⅲ．各部位での挿入の基本 ……………………………………………… 126
　1　直腸指診から直腸への挿入 ………………………………………… 126
　2　直腸〜脾彎曲への挿入 ……………………………………………… 127
　　　　1）直腸の挿入／127
　　　　2）S状結腸からSDJの挿入／127
　　　　　a．S状結腸からSDJをショートニングして挿入する方法／127
　　　　　b．S状結腸からSDJをプッシュ操作で挿入する方法／128
　3　脾彎曲〜盲腸への挿入 ……………………………………………… 128
　　　　1）脾彎曲の挿入／128
　　　　2）横行結腸の挿入／130
　　　　3）肝彎曲の挿入／130
　　　　4）盲腸への挿入／130
　4　終末回腸への挿入 …………………………………………………… 130

●3．コロンモデルによるトレーニング　　131
（津田純郎）

　1　直腸〜脾彎曲への挿入 ……………………………………………… 132
　　初級編
　　　　・パターン1／133
　　　　・パターン2／133
　　　　・パターン3／134
　　中級〜上級編
　　　　・パターン4／135
　　　　・パターン5／136
　　応用編
　　　　・パターン6／137
　　　　・パターン4の短縮（ショートニング）挿入／138
　2　脾彎曲〜盲腸への挿入 ……………………………………………… 138
　　　　・横行結腸の簡単なパターン／139

・横行結腸の難しいパターン／140
③ 内視鏡の「たわみ」への対処法 …………………………………………… 141

Step 3 実地研修

● 1. 症例における内視鏡挿入のポイント　　143
（津田純郎）

① 直腸指診から直腸への挿入 ……………………………………………… 143
② 直腸〜脾彎曲への挿入 …………………………………………………… 144
　1) S状結腸からSDJをショートニングして挿入する方法／144
　・コロンモデルのパターン1に相当するS状結腸症例の挿入／144
　・コロンモデルのパターン2に相当するS状結腸症例の挿入／145
　・やや複雑な走行のS状結腸症例の挿入／145
　・複雑な走行のS状結腸症例に対する用手圧迫を用いた挿入／146
　・「たわみ」に対して硬度可変機能と内視鏡への捻り操作を用いた挿入／147
　2) S状結腸からSDJをプッシュ操作で挿入する方法／148
　　a. N-ループの解除／148
　　b. α-ループの解除／149
　　c. 裏α-ループの解除／150
③ 脾彎曲〜盲腸への挿入 …………………………………………………… 150
　・コロンモデルの横行結腸の簡単なパターンに相当する症例の挿入／150
　・コロンモデルの横行結腸の難しいパターンに相当する症例の挿入／151
　・「たわみ」に対して硬度可変機能を用いた挿入／152
④ 終末回腸への挿入 ………………………………………………………… 152

● 2. 観察のポイント　　153
（津田純郎）

Ⅰ. 観察の支障になる，泡，残渣，残便などの除去 ………………………… 153
Ⅱ. 観察の盲点をなくす工夫 …………………………………………………… 153
　1. 観察範囲を広げる内視鏡操作／154
　2. 反転観察／154

教育ステップ チェックシート ………………………………………… 巻末綴じ込み

Step 1
基礎知識の習得

Step 1　基礎知識の習得

1　大腸内視鏡検査に必要なインフォームドコンセント

★チェックポイント★

- □ インフォームドコンセントは，医師により十分に説明を受け理解したうえでの患者の自主的同意である．
- □ インフォームドコンセントは，実施する処置行為に偶発症の可能性があるかぎり，患者本人とともに家族，近親者，あるいは代諾者にも必要であろう．
- □ 医師患者間の信頼は本来のインフォームドコンセントのめざす最終目標であり最大のリスクマネジメントである．

I　インフォームドコンセントの概念

　医学の進歩のための人体実験に対する厳しい倫理は，1945年のニュールンベルグ綱領で強調され，医学研究における基本原則が1964年のヘルシンキ宣言に謳われるようになった．さらに1973年にアメリカ病院協会によって患者の権利章典が制定されて，現在のインフォームドコンセント（十分に説明を受け理解したうえでの自主的同意）の原則と患者の知る権利が確立されるようになった．

　医師と患者の関係は古くは，医療父権主義（medical paternalism）であり情報の非対称性が当然とされていた．すなわち，医師は，患者の父親もしくは指導者であり患者はその子供であるとされ，また患者情報を本人よりはるかに多く所有していた．したがって患者の治療に関する決定権は本人ではなく，医師に本人の意思に関係なく委ねられる傾向があった．現在は医師患者関係が患者の自己決定に基づくものであるとする考えがひろく受け入れられるようになっている．したがって，インフォームドコンセントは本来，診療行為に対する患者の自己決定権と自主性の保持を目的とするものであり，医師と患者の良好な信頼関係を築くものでなければならない．

　一方，法的にもインフォームドコンセントは，医師が患者を診療するにあたって守るべき義務であるとされている[1]．すなわち，患

者の疾患の診断（病名と病態），実施予定の治療方法の内容，それに付随する危険性，他に選択可能な治療方法があればその内容と利害得失，予後などについて説明する義務があるとされる．

　インフォームドコンセントはまた内視鏡検査に関連して次のような効果を期待できる．①検査内容について十分説明することで内視鏡従事者（医師，看護師など）と患者間の信頼関係を深めることができ，安心して検査に臨むことができる．②内視鏡従事者および患者が共に術前，術中，術後の注意すべき事項に対する理解と遵守によって偶発事故の減少と安全な内視鏡検査の実施につながる．すなわち，インフォームドコンセントはリスク・マネジメントにも貢献することになる．

II　インフォームドコンセントの成立

　インフォームドコンセントの成立には，患者の同意能力，医師の十分な説明，患者による理解と自発的な同意，のすべての要件が満たされなければならないとされる[2]．

1．患者の同意能力

　同意を得る患者には同意能力がなければならない．すなわち説明を理解でき（理解力），そのうえで医療を受けるか否かを自分の価値観に照らして理性的に判断できる能力（判断力）がなければならない．同意能力の有無の判断は，意識喪失者の場合には容易であるが，未成年者，精神障害者，知的障害者，高齢者では難しい場合がある．一般に同意能力のある患者は，本人の同意のみで医療を実施することができる．また本人が医療の実施に同意しなければ，いくら近親者が希望しても，医師は医療を実施することはできない．実際には，医療の円滑な実施には本人以外の家族，近親者，あるいは代諾者にも説明し理解を得る努力が必要である．とくにリスクを強調する場合には，本人以外の家族への説明が重要である．なぜならば，偶発症発生時には本人よりも，家族への説明が主体となることが多いが，事前の説明がなかった場合には偶発内容への理解を得がたいからである．偶発症がいったん発生したら，説明相手は本人から家族（代諾者）に移行することを想定しなければならない．したがって，検査に関する説明と同意は偶発症の可能性があるかぎり，本人とともに代諾者にも必要であろう．

　一方，緊急検査，すなわち即座に検査を施行しなければ患者の生

命・身体に重大な危険をもたらす場合はインフォームドコンセントの免除が可能とされる．しかし，実際には本人や家族への説明の時間がないほどの緊急検査はまれである．緊急検査は全身状態が不良な場合もあり，家族への説明がいっそう必要である．したがって，緊急検査にあたっても家族に連絡し至急の来院を手配してインフォームドコンセントを得る努力が重要である．

2. 医師の十分な説明

インフォームドコンセントは口頭によるわかりやすい説明が原則である．その際，適宜図を用いて口頭での説明内容を書きとめて患者に渡すことも一方法である．また，口頭での検査説明では必要な項目が欠落する可能性もある．したがって，あらかじめ検査内容を網羅した説明文書を作成しておき，説明の際に使用し補足があれば書き込むといった方法も実際的である．内視鏡施行医と検査説明医は同一とは限らない．説明内容の統一のためにも文書の作成が重要である．なお作成文書を使用する際にも，医師は患者へ直接説明し，質問の機会も設けるべきである．説明内容は平易な言葉とし難解な用語は避ける．また検査内容はビデオで実際を供覧できれば理解はさらに得やすくなるであろう．説明のうえ同意が得られたら，後日の事実確認のためにカルテに記録を残す．作成文書を使用した場合は，説明者および患者（あるいは代諾者）の署名段階まで終了したのちに，複写して医療提供者側と患者側の双方が保存する．

> **Memo**
> 医師は一方的な説明は避け話を区切って，会話が成立するように心がけるべきである．

3. 患者による理解と自発的な同意

患者の同意は患者が医療従事者に対してその医療を実施する権限を与えたことを意味する．したがって，同意した医療を実施したことによって有害事象が発生しても，医療行為自体に過失がないかぎり，生じた結果については患者自身が引き受けることになる．臨床の現場では検査内容について説明した直後に同意書に署名を求めることが少なくない．しかし患者の理解が十分進み納得した医療となるように，説明から同意あるいは不同意の意思表示までの間に可能なかぎり時間をおくことも重要である．

Ⅲ インフォームドコンセント作成の要点

1. 患者の病名あるいは病態

他の検査で病変を指摘された場合あるいは症状から疾患が予想される場合には，診断名を説明することができる．しかし症状が明らかでない場合や便潜血反応陽性者では診断名は説明できない．患者が心理的不安を持たずに積極的に内視鏡を受けるためには，正確な病名を説明し記載する必要はない．あくまで暫定的，概略的な病名で十分であろう．また検査に限っていえば病名や病態記載は必ずしも必要ではない．病変が発見された場合に，あらためて病名と病態について十分な説明を行う．

2. 検査の目的

大腸内視鏡検査の適応については ASGE/ACG Taskforce on Quality in Endoscopy からの提言がある[3]．すなわち，① 注腸 X 線検査あるいは他の画像診断での異常所見，② 血便，③ 上部消化管出血が除外された黒色便，④ 便潜血反応陽性，⑤ 鉄欠乏性貧血，⑥ 腹痛，排便習慣の変化，⑦ 慢性下痢，⑧ 大腸腫瘍のスクリーニングとサーベイランス，⑨ 炎症性腸疾患の診断とサーベイランス，⑩ 術中内視鏡，⑪ 大腸病変の止血，⑫ 異物除去，⑬ 腫瘍摘除，⑭ 拡張大腸の減圧，⑮ 狭窄性病変（吻合部狭窄など）のバルーン拡張術，⑯ 狭窄性あるいは出血性腫瘍の姑息的治療（止血，ステント留置など），⑰ 腫瘍部位同定のマーキングである．一方，急性腹症や激しい炎症を伴う症例は適応から除外される傾向にある．イレウス状態では検査によって悪化する場合があるので，腹部単純 X 線撮影や腹部超音波検査，CT 検査など他の有用な検査法が優先される．また感染性腸炎が疑われる症例では，術者への感染予防と検査機器や部屋の汚染に対する完全な消毒が実施可能であることが適応の前提とされる．しかし，いずれの場合も準備が整い，緊急処置の態勢があれば，外科適応の判定には検査の施行がむしろ必要な場合がある．絶対的な禁忌は内視鏡実施が不可能なきわめて不良な全身状態のみであろう．

日本では老人保健法に基づくがん検診に 1992 年度から大腸がん検診が追加実施された．大腸癌の罹患率，死亡率は増加の一途をたどり，現在では欧米の水準に達している．大腸癌の予後については早期癌はほぼ治癒可能であり，進行癌であっても 5 年生存率が他の

癌に比べ高い．大腸がん検診の有効性が認められていることより，さらに積極的な実施が行われようとしている．また精密検査には全大腸内視鏡検査を第一選択とすると明言されている．したがって，大腸内視鏡検査の施行数はますます増加するであろう．

3. 大腸内視鏡検査の手順

患者の既往歴や現病歴で併存疾患の有無や手術歴を確認する．また，ペースメーカー装着，喘息，緑内障，前立腺肥大，高血圧，不整脈，糖尿病，肝硬変，アレルギー疾患，妊娠などの有無を把握する．また内服薬があればその内容を明確にし，その休薬についても判断し指示する．また理学的所見から体型，腹部手術痕，体位変換能なども確認し，検査の難易度の予測やスコープ選択（中間長か長尺か，通常径か細径かなど）の判断材料とする．さらに内視鏡検査の履歴があれば苦痛の有無や難易度も参考とする．

検査に先立って，感染症（HBs抗原，HCV抗体，梅毒反応）を含む血液検査を行う．また高齢者では心血管系の把握に心電図や胸部X線撮影を施行する．

前処置については排便状態から最適な方法を選択する．検査直前に必要に応じて鎮痙薬を注射する．

検査は患者が検査台に左側臥位の体位となり直腸肛門指診から始まる．その後スコープが挿入され，時に補助手技（体位変換，用手圧迫，呼吸性変動）も駆使して回盲部まで到達する．観察は主として復路で行われることが多い．管腔内空気量の調節や体位変換あるいは色素撒布で病変の有無や精査を行う．必要に応じて生検鉗子を用いて組織採取も行われる．

検査終了後は腹部膨満感を伴うが腸管内ガスの排出で消失することが多い．なお色素撒布や組織採取を行った場合は，患者に排液の青色化や血液混入についても説明しておく．また離院後の症状出現に備えて病院と患者の緊急連絡先を確認しておく．鎮痛薬や鎮静薬を使用した場合は十分な覚醒が確認できるまで観察する．いったん覚醒しても再び薬物効果が出現する場合がある．したがって検査結果の説明は，鎮痛薬や鎮静薬を使用した場合は後日外来で行うほうがよい．

4. 偶発症と発生頻度

人体に関する検査には偶発症の発生は不可避といってよい．大腸内視鏡検査の偶発症は，大多数が出血と穿孔で，他は基礎疾患と関

連したと思われる意識障害，呼吸停止，心停止，痙攣，ショックである．また産婦人科や泌尿器科領域の手術後あるいは放射線治療後に腸管の癒着，狭窄，脆弱性を有する症例では，無理な検査手技によって穿孔や腹膜炎を誘発する危険性が高いとされる．検査に先立ち被検者の既往歴聴取や理学的所見における下腹部手術痕に注意する．

　日本消化器内視鏡学会の報告[4]では，1998年より2002年の5年間では大腸内視鏡検査数2,945,518件中，偶発症は2,038件（0.069%），死亡者は26人（0.00088%）である．無理な内視鏡の挿入で致死的な偶発症が起こりえることを認識する必要がある．死亡は大多数が穿孔によるが，心筋梗塞によると考えられる急性心不全，脳梗塞も報告されている．これらは脱水が関連したと考えられており，とくに高齢者の検査では補液を配慮する．偶発症の説明は，内容とその頻度さらに発生時の対応（輸血，緊急手術）についても必要である．一方，偶発症は頻度からすれば決して多くはない．被検者が安易に考えすぎる場合には警告を，不安や恐怖心がある場合にはむしろ安心感を与えるように配慮する．

5．抗凝固薬・血小板凝集抑制薬の確認

　心血管系疾患や脳神経系疾患の既往歴，さらに抗凝固薬や血小板凝集抑制薬の服用歴の聴取と確認が必要である．服用歴がある場合は薬剤名と服用量と服用方法を明らかとする．投薬は院内とは限らない．院内複数科だけでなく複数医療機関からの処方にも注意する．検査前後にわたる休薬の可否を当該科の担当医と緊密な連絡のうえ確認する．周術期における抗凝固薬や血小板凝集抑制薬の有害事象は，投与期間中における内視鏡手技の際の出血と中止期間中における血栓塞栓症の発症という相反する両面である．すなわち出血の可能性を最小にするには十分な休薬が必要であり，血栓塞栓症の危険性を回避するには最小限の休薬にとどめる必要がある．したがって，関係薬剤が投与されている症例ごとに，手技の危険度と基礎疾患の重症度を検討しなければならない．

　内視鏡治療時の抗凝固薬，血小板凝集抑制薬使用に関する指針が日本消化器内視鏡学会から提示されており，休薬期間の目安も示されている[5),6)]．基礎疾患は高危険疾患と低危険疾患に，さらに内視鏡手技は高危険手技と低危険手技に分類されている．基礎疾患と内視鏡手技の危険度の組み合わせに対応して，抗凝固薬と血小板凝集抑制薬の休薬期間がそれぞれ設定されている．通常検査で生検を施

Step 1 基礎知識の習得

行する場合は低危険手技（大量出血や後出血の危険の少ない場合）に該当する．生検は検査前に施行の有無を予想できないことが多いが，再検を避けるためには施行を前提として休薬することが望ましい．また生検は易出血部位での施行では高危険手技になりえることに留意する必要がある．

6. 代替可能な検査

大腸疾患の検査法として，超音波検査，CT 検査，MRI 検査などが挙げられるが，いずれも壁の変化や腫瘤は描出できるが，精細な質的診断は不可能である．注腸 X 線検査は病変の形態，大きさや範囲の描出に優れている．しかし性状の詳細な観察や組織判定が可能な検査は内視鏡検査のみである．したがって，内視鏡検査と同等の診断能を有する検査は存在しない．患者の全身状態に応じて施行可能な診断法の選択あるいは優先順位の判断が必要である．一方，患者が検査の意義を説明しても内視鏡検査を選択しない場合には，診断能の限界を説明したうえで他の検査法施行も考慮する．なお，がん検診や健診での便潜血反応陽性者には，全大腸内視鏡検査が精密検査の第一選択であることが明示されている．また便潜血反応を再検しその結果のみで大腸がんの有無を判定することはがんの見落としにつながる．便潜血反応は代替可能な検査とはなりえない．

ところで極端な解剖学的異常や強度の癒着がある症例では，全大腸内視鏡が完遂できない場合や，目的部位まで到達できない場合も生じる．内視鏡挿入が困難と予測される症例では代替可能な検査の説明も必要となる．

IV インフォームドコンセント用書式の作成例

Memo
インフォームドコンセントの文書作成にあたっては，高齢者も想定し，文字が小さくならないように，内容が過剰とならないようにし，レイアウトも工夫して簡潔で読みやすくなるように留意する．

インフォームドコンセント用書式の作成例を図に示す．検査であるため病名や病態は省略した．前処置の具体的内容や検査後の注意点さらに離院後の緊急連絡先も別紙に記載するもとのとした．インフォームドコンセントは，医師と本人あるいは家族との良好な関係が大前提である．したがって検査が適応はあるが危険手技と考える場合は，患者と家族の理解と納得が得られて同意・不同意が明確になるまで説明の機会を十分にもつことが必要である．十分な理解は医師にも患者にも不安感を払拭した納得できる検査を提供する．医師患者間の信頼は本来のインフォームドコンセントのめざす最終目標であり最大のリスク・マネジメントである．

大腸（下部消化管）内視鏡検査 — 説明と同意書 —

目的
　この検査は，大腸を観察してポリープ，がん，炎症などの病気の診断を行います．

実施方法
　前日夜に下剤を，当日朝から多量の液体を飲んで便を全部出して腸をきれいにします．
　検査は，内視鏡を肛門から盲腸まで奥へすすめ，空気を入れながら大腸の内部を観察します．この際，必要に応じて痛み止めや腸の動きを抑える薬などを注射します．さらに顕微鏡での診断が必要と判断した場合は粘膜から生検（組織をとること）を行います．

検査に伴う危険性（発生頻度は，日本消化器内視鏡学会1998〜2002年の全国調査による）
　①出血，②穿孔（腸にあながあくこと），③意識障害，④呼吸停止，⑤心停止，⑥脳梗塞，⑦けいれん，⑧ショックなどが報告されており，その頻度は全体では0.069％（約1,450人に1人）で，止血処置・輸血・開腹手術あるいは蘇生などの緊急処置が必要になることがあります．検査全体での死亡率は0.00088％（約113,000人に1人）と報告されています．
　検査は細心の注意を払って行います．また万一偶発症が発生した場合，最善の方法で対処いたします．

代替可能な検査
　大腸の検査は，内視鏡検査以外に，バリウムなどの造影剤を用いた大腸X線検査（注腸造影）があります．しかし，X線検査で異常を認めた場合には内視鏡検査で詳しく確認する必要があります．内視鏡検査は観察と共に生検（組織をとること）ができる検査であり，正確にいえば本検査と同等の診断ができる検査は他にはありません．

　検査・治療に関する秘密は厳守されます．学会や学術論文で報告される場合でもプライバシーは厳重に保護されます．
　なお，何か不明な点がありましたら，ご遠慮なくお聞きください．また，同意された後でも，いつでも撤回することができます．

私は，上記について説明しました．
　　　年　　　月　　　日
　　　　医師　（署名）：

私は，医師から説明を受け，十分理解した上でこの検査・治療を受けることに同意します．
　　　年　　　月　　　日
　　　　患者　（署名）：
　　　　同意者（署名）：　　　　　　　　　（患者との続柄：　　　　　）

大津市民病院

図　インフォームドコンセント用書式の作成例

文 献

1) 熊井浩一郎, 真口宏介, 村井隆三：インフォームド・コンセント ガイドライン. 日本消化器内視鏡学会 監修, 日本消化器内視鏡学会卒後教育委員会 責任編集：消化器内視鏡ガイドライン第3版. 9-15, 医学書院, 東京, 2006
2) 前田正一 編：インフォームド・コンセント―その理論と書式実例. 医学書院, 東京, 2005
3) Rex DK, Petrini JL, Baron TH, et al：Quality indicators for colonoscopy. Am J Gastroenterol 101；873-885, 2006
4) 金子榮藏, 原田秀雄, 春日井達造, 他：消化器内視鏡関連の偶発症に関する第4回全国調査報告―1998年より2002年までの5年間. Gastroenterol Endosc 46：54-61, 2004
5) 小越和栄, 金子榮藏, 多田正大, 他：内視鏡治療時の抗凝固薬, 抗血小板薬使用に関する指針. Gastroenterol Endosc 47：2691-2695, 2005
6) 金子榮藏, 他：大腸内視鏡検査の偶発症防止のための指針. Gastroenterol Endosc 45：1939-1945, 2003

〔趙　栄済, 宮田正年, 高谷宏樹〕

Step 1 基礎知識の習得

2 大腸内視鏡検査に必要な解剖学

★チェックポイント★
- □ 内視鏡に必要な大腸解剖学を理解する．
- □ S状結腸の走行とパターンを理解し，短縮操作に生かす．
- □ 横行結腸は，脾彎曲部から腹腔側へ屈曲し，中央部でもっとも下垂した後，背側へ走行する．

はじめに

大腸内視鏡検査は，その目的が病変の発見・診断にあることはいうまでもないが，その前提として，内視鏡を盲腸まで挿入できないことには，検査・診断そのものが成り立たないことになる．しかし，大腸では，他臓器の内視鏡検査と異なり，盲腸までの挿入が難しいという特徴がある．そのために，内視鏡診断・治療を行うためのファーストステップとして，盲腸までの確実な挿入法が重要となる．そのためには，大腸の解剖学的特性を理解し，その特徴的な走行を思い浮かべながら，内視鏡を深部へ挿入していくことが大切である．本項では，大腸内視鏡検査を念頭においた部位別解剖について述べて，各部位の正常内視鏡像を提示する．

I 大腸の走行と部位別解剖

大腸は，盲腸に始まり直腸で終わる管腔臓器であるため，その近位側（proximal）は盲腸側で，遠位側（distal）は直腸側に相当する（図1）．しかし，内視鏡検査施行に際しては，遠位側からの挿入であるため，その順序で述べていく．

大腸の長さは，内視鏡で短縮して盲腸まで到達した場合は，70～80cmであるが，通常の状態では，120～150cmである．直径は盲腸で最大で（約7.5cm），遠位側にいくに従って小さくなる（直腸は別にして）．

Step 1　基礎知識の習得

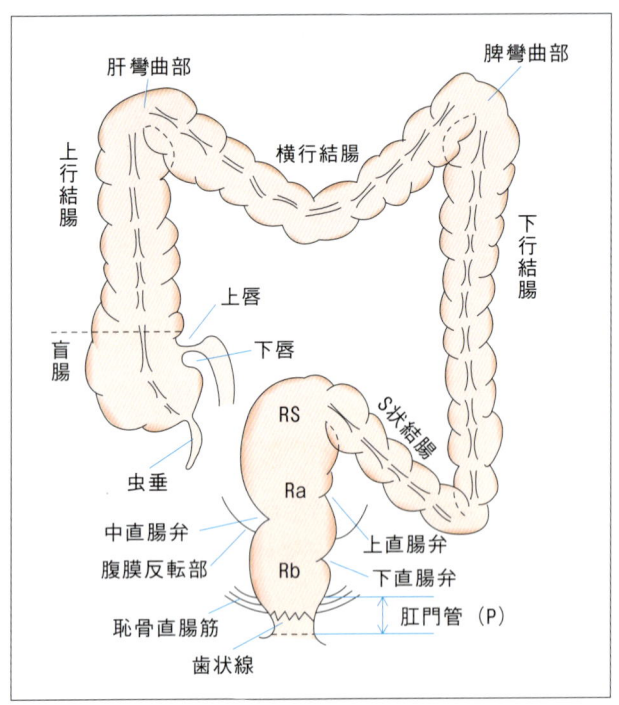

図1　大腸の走行
〔文献2）より一部改変〕

1．肛門管と直腸

　　直腸の長さは，歯状線（dentate or pectinate line：円柱上皮と扁平上皮の境界）から直腸S状結腸移行部までで，10〜15cmである．その長軸は仙骨前面の彎曲に沿って走行する．直腸膨大部は，3個の突出と反対側の不完全な横ひだ〔直腸横ひだ（Houston's valves）〕からなっており（図2），肛門側より下直腸弁，中直腸弁〔コールラウシュ（Kohlraush）ひだ〕，上直腸弁と呼ばれる．これらの弁のうち，通常は上下の直腸弁は左側に，もっとも目立つ中直腸弁は右側にあり，腹膜反転部のやや上方に位置する．肛門管〔ここでは肛門縁（anal verge；AV）より恥骨直腸筋付着部上縁までの外科的肛門管を指す．解剖学的肛門管はAVより歯状線までで外科的肛門管の下2/3に相当する〕口側縁より腹膜反転部までがRb（下部直腸），腹膜反転部から第2仙椎下縁までがRa（上部直腸），第2仙椎下縁から岬角までがRS（直腸S状部）に相当する．RSは一部腸間膜を有し解剖学的にはS状結腸が含まれるが，脈管支配の関係から臨床上は直腸として扱っている．内視鏡上は，RbとRaの境界はほぼ中直腸弁に相当すると理解しておいて差し支えないが，RaとRSおよび，RSとS状結腸の境界は，明確に認識できない．

2. 大腸内視鏡検査に必要な解剖学

しかし，実際に内視鏡を施行するに当たり，RS の肛門側は上直腸弁付近，口側はその次の屈曲部（完全な横ひだ）として認識する場合が多い（図3）．この直腸の部位に関する定義は，次のS状結腸と同様，注腸造影によらないと明確に決めることは困難である．しかし，病変の局在を記載するに当たっては，内視鏡上の部位と AV からの距離をともに記載しておけば日常診療上問題になることはない．

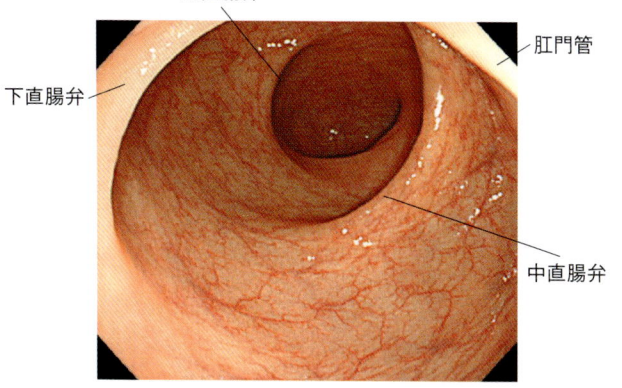

図2　直腸横ひだの内視鏡像
肛門管越しに下・中・上直腸弁が観察される．

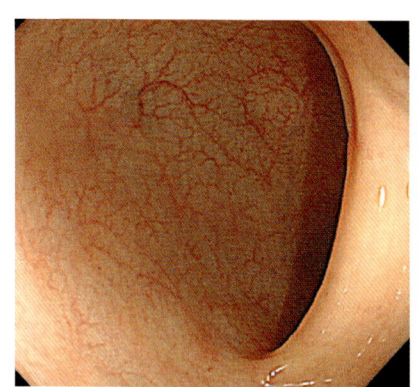

図3　RS から S 状結腸への移行する屈曲部の内視鏡像
RS から S 状結腸への移行部はモニター上，右方向への屈曲部として観察される．

2. S 状結腸

S 状結腸は腸間膜に覆われ，その長さは 20〜85cm（平均 40cm）と変化に富み，岬角から腸間膜付着部の口側（左腸骨窩上部）までに相当する．内視鏡的には，S 状結腸と下行結腸の境界は，比較的強い屈曲部（SD-junction）として認識される（図4：この場合も厳密には左腸骨窩上部とは一致していない場合が多い）．この S 状結腸は変化に富んだ腸間膜と相俟って，腸管の走行もさまざまで（図5），短く屈曲のほとんどない場合から腹腔の高い位置まで伸びる極端に長い例まで存在する．この S 状結腸の走行パターンの認識が，内視鏡挿入に際し非常に重要になる．

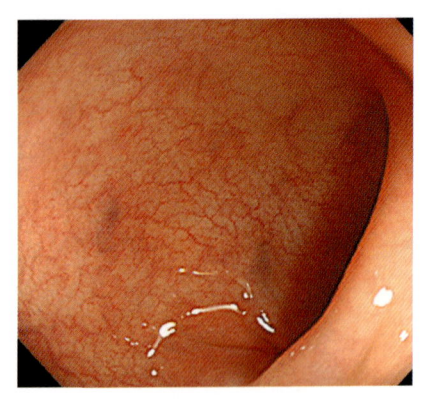

図4 S状結腸から下行結腸へ移行する屈曲部の内視鏡像
ループを作らずに SD-junction に到達した場合は，図のようにモニター上右方向への屈曲部として観察される場合が多い．

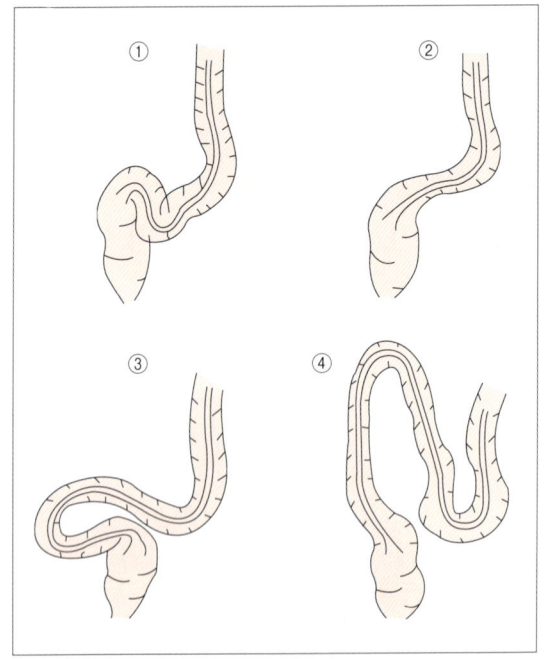

図5 S状結腸の走行
①，②は，腸管は左へ向かい，内視鏡モニター上は右へ右へと走行するパターンで，大腸内視鏡挿入が比較的容易である．③は，腸管は右へ向かい，内視鏡上は左へ走行し，右に展開する短縮操作が必要なパターンである．④は，腸管が腹腔内で横隔膜近くまで伸びるタイプで，短縮操作が困難であり，ループ形成を余儀なくされるパターンである．

〔文献2）より一部改変〕

3．下行結腸

　　下行結腸は，長さ約 20〜25 cm で，SD-junction から脾彎曲部（図6）までの後腹膜腔にあり，後腹壁に固定され可動性がない．下行結腸は半月ひだや haustra の突出が著明でないため，内視鏡観察で見落としの少ない部位である（図7）．
　左腎外側で脾臓下縁に位置する脾彎曲部（左結腸曲）は，大腸のなかでもっとも高い位置に存在する．この近傍は，上・下腸間膜動脈の支配血流境界に相当し，吻合して辺縁動脈を形成しているが個人差があり，虚血性大腸炎の好発部位となっている．

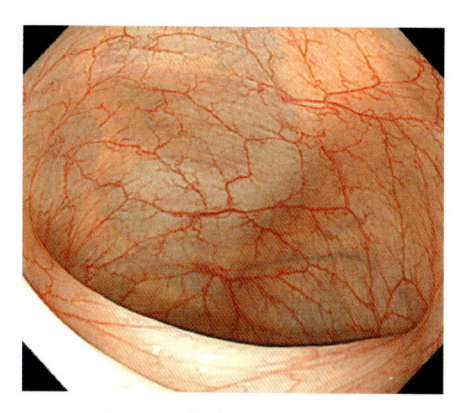

2. 大腸内視鏡検査に必要な解剖学

図6　脾彎曲部の内視鏡像
下行結腸が，腹腔内で前壁側へ方向を変えて，横行結腸に至る屈曲部であり，腸管壁と接する脾臓が透見される．

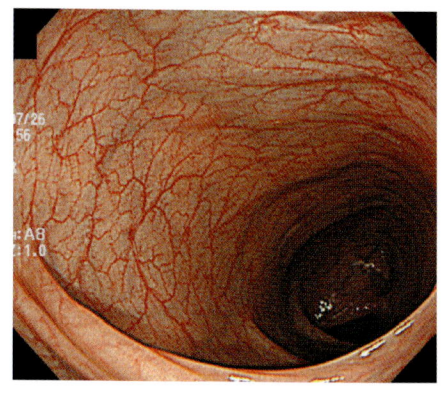

図7　下行結腸の内視鏡像
半月ひだや haustra の突出が少なく，内視鏡観察しやすい部位である．

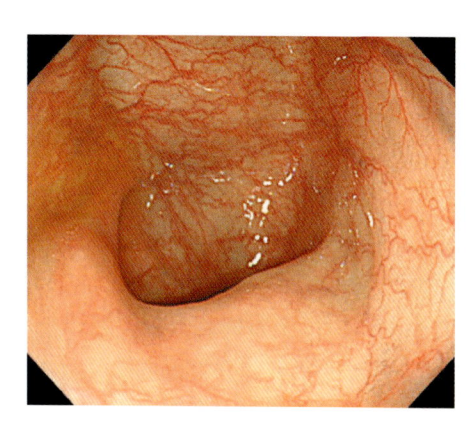

図8　横行結腸中央屈曲部の内視鏡像
大腸が，腹腔内を脾彎曲部から前壁側方向へ下垂した後，背側へ上行していく屈曲部である．横行結腸は，腹腔内で腹壁側（前面）に凸の形をとったⅤ字状を呈している場合が多いが，時に繰り返す2回の屈曲をとりⅤ字状を呈する場合もある．

4. 横行結腸

　　横行結腸は，腸間膜に覆われた30～60cmのU字型の状態で腹腔内に存在し，被覆された横行結腸間膜の根部が後腹膜に付着しているだけであるため，S状結腸と同様，可動性に富み，その長さにも個人差がある．脾彎曲部から，腹壁側へ屈曲し骨盤側へ下行する．その中央部（図8）において，もっとも下垂した後，背側へ上行し肝彎曲部に至る．全体としては，腹壁側（前面）に凸の形をとっている．肝彎曲部では，腸管壁と接する肝臓が青斑として観察される．

5. 上行結腸

　　上行結腸は，長さ15～20cmで，肝彎曲部から回盲弁（バウヒン弁）の上唇に至る後腹膜腔にあり，腸間膜には覆われていない．肝彎曲部（図9）において横行結腸から右背側へ屈曲し上行結腸となる．上行結腸は半月ひだがよく発達しており（図10），直線的な

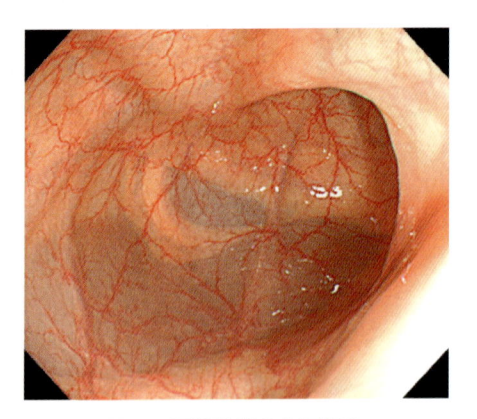

図9 肝彎曲部の内視鏡像
横行結腸から右背側へ屈曲し上行結腸へと移行する屈曲部で，腸管壁と接する肝臓が青斑として観察される．

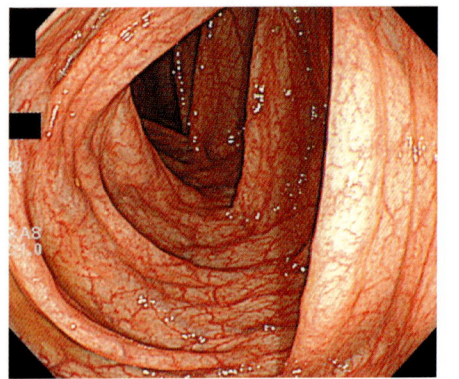

図10 上行結腸の内視鏡像
半月ひだが発達しているため，内視鏡観察時にひだの口側にある病変を見逃しやすくなるので，注意が必要である．

走行にもかかわらず内視鏡観察上盲点が多くなる部位である．

6. 盲　腸

盲腸と上行結腸はバウヒン弁の上唇を境界としている（図11）．盲腸は，右腸骨窩にあり後腹壁に固定されている場合と腹膜に覆われて可動性を有する場合がある．その遠位端には虫垂開口部（図12）がある．大腸内視鏡挿入の終着点は，この虫垂開口部を確認することであり，そうでなければ全大腸内視鏡検査ではない，と認識して見落としを防ぐことも重要である．バウヒン弁は上唇・下唇からなっている（図13）．この二つの隆起が両端で融合し回盲弁

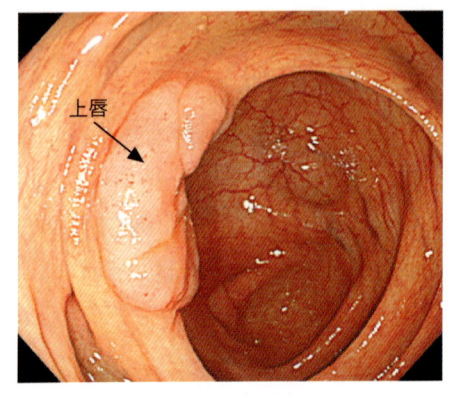

図11 バウヒン弁の内視鏡像
ループを形成しない状態で到達すると，モニター上，左側に観察される．その肛門側が上唇（矢印）である．

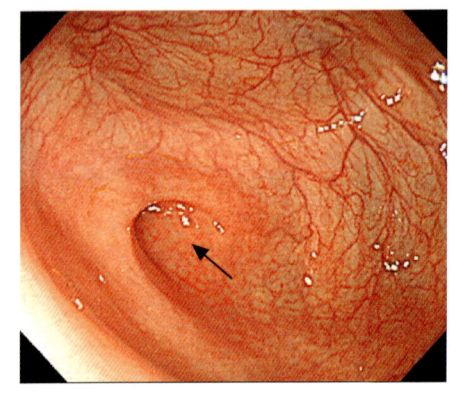

図12 虫垂開口部の内視鏡像（矢印）

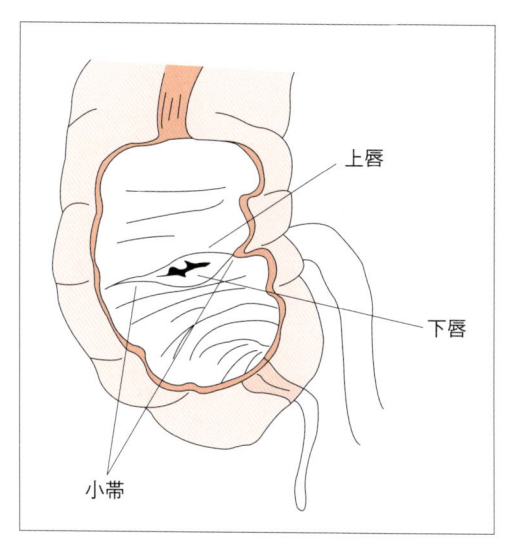

2. 大腸内視鏡検査に必要な解剖学

図13 バウヒン弁と回盲弁小帯
〔文献2〕より一部改変〕

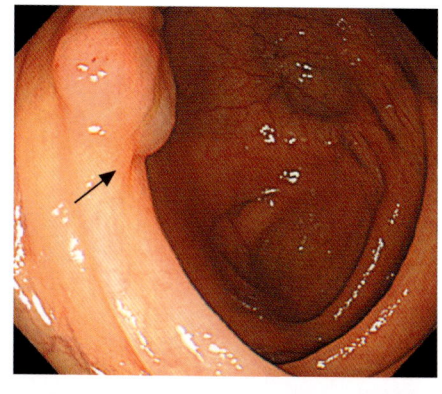

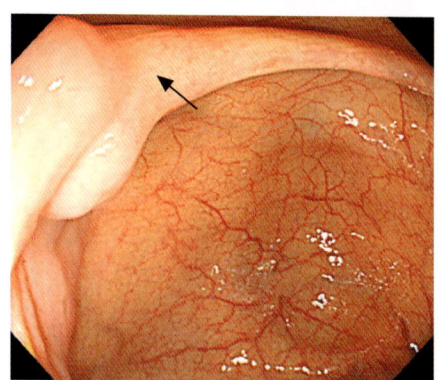

図14 回盲弁小帯の内視鏡像
バウヒン弁の上唇・下唇が両端で融合し回盲弁小帯と呼ばれる粘膜隆起を形成し（矢印），半月ひだとなって上行結腸と盲腸の境界となっている．

小帯（図14）と呼ばれる粘膜隆起を形成し，半月ひだとなり上行結腸と盲腸の境界となっている．

II 大腸の正常組織所見と血管支配

1. 正常組織所見

正常大腸壁の厚さは約5mmで，粘膜（mucosa）〔粘膜固有層（lamina propria mucosae），粘膜筋板（muscularis mucosae）〕，粘膜下層（submucosa），固有筋層（muscularis propria），漿膜（serosa）からなっている（図15）．粘膜内の長い管状の腸腺は，リーベルキューン陰窩と呼ばれる．陰窩を形成する4種類の細胞は腺底部のstem cellから発生する．円柱細胞（columnar absorptive cell）は表面に多く，陰窩では杯細胞（goblet cell）に圧排されて目立たない．陰窩を構成する細胞は杯細胞が多く，粘液分泌が豊富であることが

Step 1　基礎知識の習得

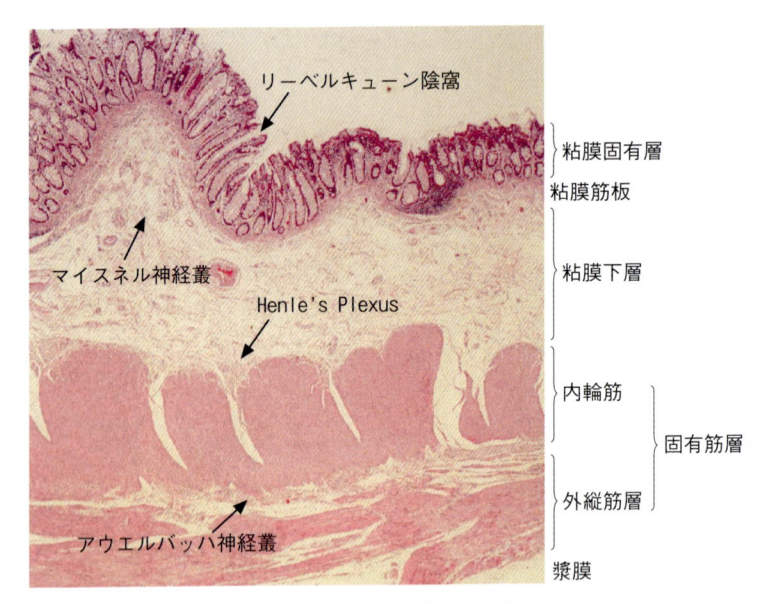

図 15　大腸の正常組織断面

わかる．

　上皮は粘膜表面に到達するとapoptosisを起こすため，粘膜表層ではapoptotic bodiesを認めるが，陰窩ではまれである．内分泌細胞（endocrine cell）は，全大腸で腺底部に存在するが，遠位側に多い傾向がある．パネート細胞（Paneth cell）は，一般的には大腸には見られない（盲腸と上行結腸にのみ認めるとの記載もある）が，慢性炎症に伴って出現することもある[1]．また，大腸粘膜には，正常でも孤立リンパ小節が散在する．神経の集合は，粘膜下層ではマイスネル神経叢（Meissner's plexus），筋層ではアウエルバッハ神経叢（Auerbach's plexus）として観察される．筋層は，内輪筋と外縦筋層からなる．外縦筋は，幅0.6〜1.0cmの3本の結腸ひも（teniae coli）に終結しているため，ひもの間にはほとんど存在しない．この結腸ひもが，腸管の長さより短いことで，結腸膨起（haustra coli）と内腔の半月ひだ（semilunar fold）が形成される．結腸ひもは，直腸までは続いておらず，腸管壁を取り巻く外縦筋層へ移行する．そのため，直腸では典型的な内輪筋層と外縦筋層が観察される．また，結腸ひもは，虫垂では融合して縦走筋層を形成している．

2．血管支配

　大腸の血管支配は，上腸管膜動脈のileocolic, right colic, middle colic各分枝が盲腸から脾彎曲部までを，下腸管膜動脈が残りの下行結腸とS状結腸に分布している．上・下腸管膜動脈の分枝は，

多くのアーケイド状吻合を形成し，腸間膜側の大腸辺縁で辺縁動脈（marginal artery of Drummond）として集合している．この辺縁動脈はバリエーションに富んでおり，その径が脾彎曲部近傍で小さくなっていることがあり，虚血性腸炎の原因にもなっている．直腸は，下腸管膜動脈の分枝である上直腸動脈，内腸骨動脈の分枝である中直腸動脈，内陰部動脈の分枝である下直腸動脈で栄養されているため，上直腸動脈領域の静脈は門脈系へ，他は下大静脈から体循環へ入る．

Ⅲ 大腸内視鏡検査における偶発症と部位の相関関係

大腸内視鏡検査が，他の内視鏡検査と異なる点の一つに，挿入に伴う偶発症の発生頻度が高いことが挙げられる．また，内視鏡的治療も含めた大腸内視鏡検査時の偶発症のうち，穿孔が60.7%（568/935）[3]でもっとも多く，2番目に多いのが出血の20.5%（192/935）[3]であることからもわかるように，穿孔がもっとも頻度が高く，重要な偶発症であることがわかる．ここでは内視鏡的治療に関連するものを除いた，挿入に伴う偶発症について述べる．

1. 穿　孔

挿入・観察時における偶発症の発生頻度は，約0.03%（204/638,605）であり[3]，全穿孔例の76.4%（120/157）（約20年前の報告であり最近の傾向は変化しているかもしれない）が挿入・観察によって発生している[4]．穿孔部位としては，84.2%（16/19）がS状結腸において発生している[3]．これらの事実から，S状結腸における無理をしない，腸管の過伸展を可能なかぎり避ける挿入を心がけることが，挿入時の穿孔予防にもっとも重要である．

S状結腸における，多発憩室症で腸管の狭窄を伴っている場合も，強引な挿入は穿孔の危険性をはらんでいることを認識しておくことも重要である．引く勇気も大切である．また，腸管の管腔が認識困難な場合に，憩室内に腸管先端を入れてしまうこともあるので，注意が必要である．

横行結腸における穿孔はまれであると思うが，2〜3回の屈曲がある場合は，S状結腸と同じような状況になる可能性があることも認識しておく必要がある．

2. 出　血

挿入・観察時の出血はまれであり，ほとんどは処置後の発生である．可能性としては，挿入時の痔核の損傷，屈曲部の過伸展に伴う粘膜の裂傷などが考えられる．いずれにしても，愛護的な，無理な過伸展を避ける挿入法を心がけることである．

3. 虚血性大腸炎

頻度は高くないが，時々症例が報告されている．原因としては，腸管内圧の上昇が考えられる．過伸展，過送気を避けることが，予防につながる可能性がある．

4. 迷走神経反射（腹腔神経叢反射）

腸管の過伸展や過送気に伴って時々経験するため，腸間膜や腹膜が刺激されることが原因と考えられる．可能なかぎり吸引して，減圧しながらスコープを抜去する．

5. 過 呼 吸

緊張の強い被検者でたびたび経験する．適時 sedation を併用するなど，症例に応じて対処する．

6. 腸間膜静脈血栓症

まれな偶発症であるが，腸管の過伸展や過送気に伴って，血液のうっ滞が発生することが原因ではないかと推測されている[5]．

文　献

1) Ridell RH, Petras RE, Williams GT, et al：Normal anatomy and histology. Rosai J(ed)：Tumors of the intestines. 1-24, Armed Forces Institute of Pathology, Washington, 2003
2) 田村　智：大腸内視鏡の挿入法　一人法の基本的手技．臨牀消化器内科　14；11-28，1999
3) 金子栄藏：注意すべき偶発症．臨牀消化器内科編集委員会 編：大腸内視鏡—挿入手技の基本．129-132, 日本メディカルセンター，東京，2003
4) 並木正義：消化器内視鏡検査（治療を含む）の偶発症—その現況と予防対策．Gastroenterol Endosc　26；2439-2455，1984
5) 中屋孝清, 細川　治, 津田昇志, 他：大腸内視鏡検査後にみられた上腸間膜静脈血栓症の1例．Gastroenterol Endosc　42；2117-2122，2000

（田村　智）

Step 1 基礎知識の習得

3 大腸内視鏡の種類と特性

★チェックポイント★

- □ 大腸内視鏡（スコープ）にはさまざまな機種があり，各々特徴を有している．
- □ 挿入においてもスコープの特徴に影響を受けるため，理解が必要である．
- □ 被検者の状況に合わせてスコープを選択することも必要である．

はじめに

　大腸内視鏡の挿入を行うに当たり多くの内視鏡機種からどのような機種を選択するかによって，その挿入法も一様ではなく，機種の特性に合わせて変化するものと考えている．その理由として内視鏡シャフトにおける硬軟の違いにより挿入時における直線化，ループ形成化の相違があるため，操作性やいわゆる"小回り"の違いが影響するためである．

I 内視鏡の種類

　大腸内視鏡は1960年のファイバースコープに始まり，その後さまざまな改良，進歩を積み重ねてきた歴史を経て今日に至っている．2007年現在，オリンパスメディカルシステムズ（株）より販売されている大腸内視鏡は，画質の違い，拡大機能，視野角，有効長，硬度可変機能，処置用等々の違いで13機種を数えるに至っているが，各機種の特徴を十分に把握したうえで選択することが必要である（**表**）．

　各要素のなかで具体的な挿入に関与してくる要素としてはスコープ外径および硬度可変機能であり，特殊なスコープとしてはUPD（Unit of Position Detection）対応機種があげられる．

表 大腸内視鏡スペック表（オリンパスメディカルシステムズ）

	挿入部最大径	軟性部径	先端部径	有効長	鉗子CH	視野角	高周波／レーザー対応
CF-Q240ZL／I	15.8	12.9	14.8	L：1680 I：1330	3.2	40〜140° 100倍zoom	高周波／YAG
CF-240L／I	13.2	12	12.2	L：1680 I：1330	3.2	140°	高周波／YAG
CF-240DI	13.9	12.4	12.2	I：1330	3.2	140°	高周波／YAG
PCF-P240AL／I	12.1	10.5	10.3	L：1680 I：1330	3.2	140°	高周波／YAG
PCF-240I	12.9	11.3	11.3	I：1330	3.2	140°	高周波／YAG
PCF-Q240ZI	13.1	11.5	11.5	1330	3.2	80〜140° 80倍zoom	高周波／YAG
CF-2TQ240ZI	15.4	13.7	13.8	1330	3.2（L）／ 3.2（R）	80〜140° 80倍zoom	高周波／YAG
CF-Q260AL／I	13.7	12	12.2	L：1680 I：1330	3.2	140°	高周波／YAG／LD
CF-Q260DL／I	14.1	12.4	12.2	L：1680 I：1330	3.2	140°	高周波／YAG／LD
CF-H260AL／I	14.5	12.9	13.2	L：1680 I：1330	3.7	140°	高周波／YAG／LD
CF-H260AZL/I	15.6	12.9	13.6	L：1680 I：1330	3.2	80〜140° 70倍zoom （18インチ モニター時）	高周波／YAG／LD
CF-FH260AZL/I	16.1	13.2	14.8	L：1680 I：1330	3.2	80〜140° 70倍zoom （18インチ モニター時）	
PCF-Q260AL/I	12.9	11.3	11.3	L：1680 I：1330	3.2	140°	高周波／YAG／LD

1. スコープ外径

　　スコープ外径に関しては小児（pediatrics）を検査対象として考案された先端径11.5mm以下の細径スコープ（PCFシリーズ）と，一般用である先端径12mm以上の太径スコープ（CFシリーズ）に分類されている．しかしスコープのもつ機能，どのような構造を内在するかによって異なる．詳細は表を参照して頂きたいが，一般的にCCD単板は同一画素数であっても科学技術の進歩と相まって新しいものほど小さく，また同一技術であれば画素数が高いものほど大きくなる傾向があり，これらを内在するスコープ先端硬性部においてはその外径に影響を与えることとなる．さらにHi-vision，拡大機能，処置用2チャンネルスコープ等の付加的機能が搭載されている機種では，これらの構造物を内在するため外径は太くならざるをえない．なお近年，S状結腸までのpushのみの挿入による検査を目的とした先端径10mmのCF-SVも考案されたが特殊であるた

め今回は割愛する．

2. 硬度可変機能

次に硬度可変式スコープは先端径 13mm 以上のものは手元から先端 16cm まで，13mm 以下のものは手元から先端 23cm までの範囲で硬度を自由に変化させることが可能な機種である．その内部構造は図1に示すが，中心部にワイヤを通したコイルがシャフト内に挿入されたもので，硬度調整用リングを操作することでワイヤが締まりコイルのピッチ間隔が狭まりコイルの硬度が上昇し，スコープシャフトの硬度が硬くなるメカニズムである．現在使用可能なスコープは CF-240A，CF-Q240A，PCF-P240A，260 シリーズ全機種と，画質，シャフト径も多様化している．

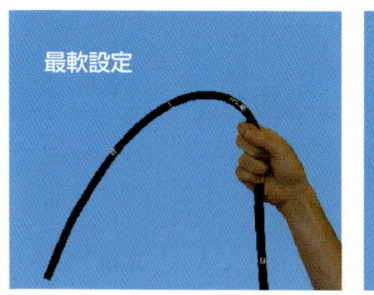

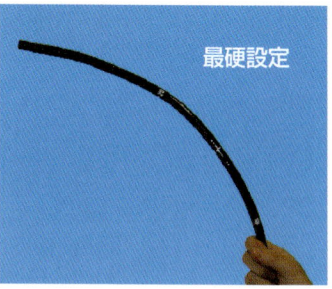

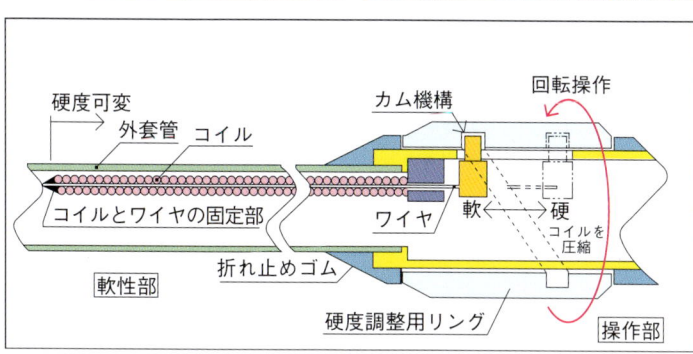

図1 硬度可変式スコープの機構

3. UPD 対応機種

最後に，ユニークなスコープとして UPD（Unit of Position Detection）対応機種である CF-240D，CF-Q260D を紹介する．これらの機種はシャフト内に複数の磁界発信コイルを設置してあり（図2），これから発生する磁界を受信コイルユニットで受け取り，制御装置を介して発信コイルの位置等からスコープの形状をモニタ画面にグラフィック表示できるものである（図3，4）．過去に X

Step 1　基礎知識の習得

線透視下でスコープ形状を確認していた時代もあるが，X線のデメリットを補いつつスコープ形状を把握できる利点がある（図5）．また磁界発生コイルを組み込んだプローブもあり鉗子チャンネルに挿入することで，すべてのスコープでUPD画像を得ることも可能となっている（図6）．

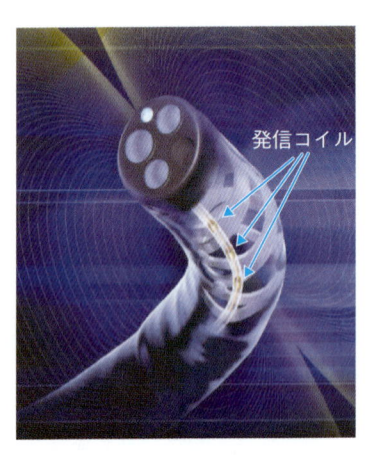

図2　UPD対応スコープの内部

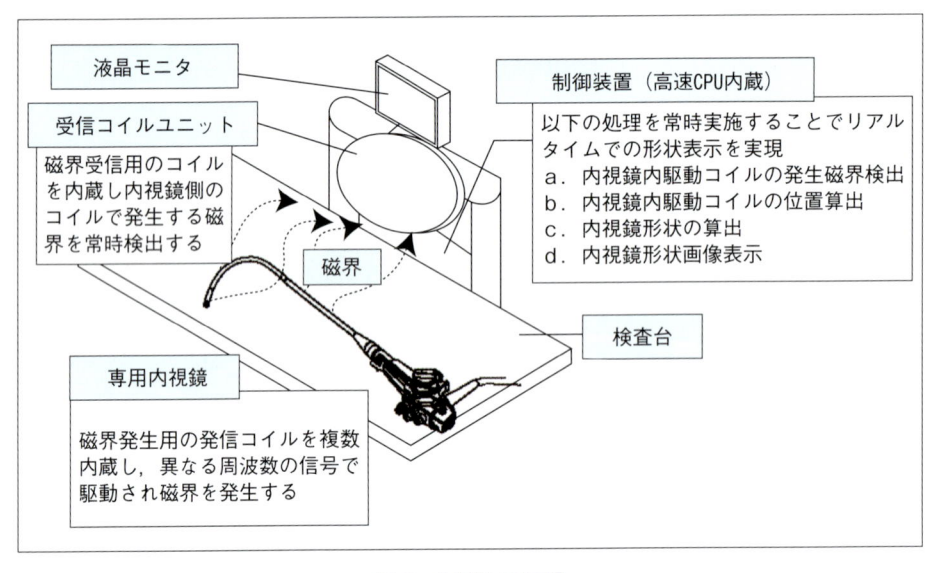

図3　UPDの原理

3. 大腸内視鏡の種類と特性

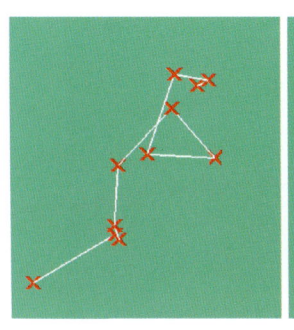

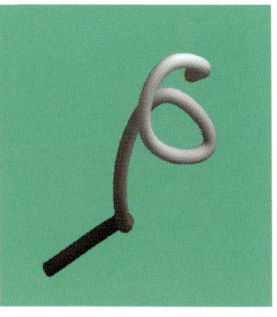

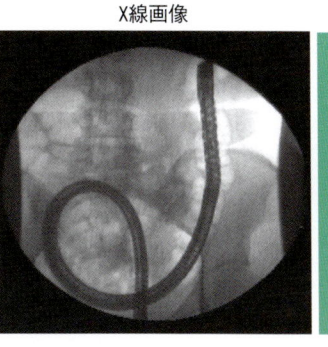

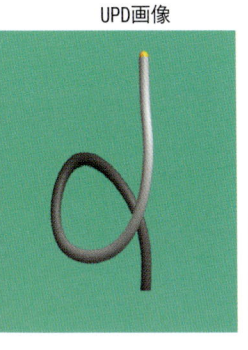

X線画像　　　　　　　UPD画像

図4　　　　　　　　　　　　　図5
・X線透視をしなくてもスコープの挿入状態を把握できる
・ループ解除が容易で患者の苦痛を軽減できる
　（オリンパスメディカルシステムズのカタログより）

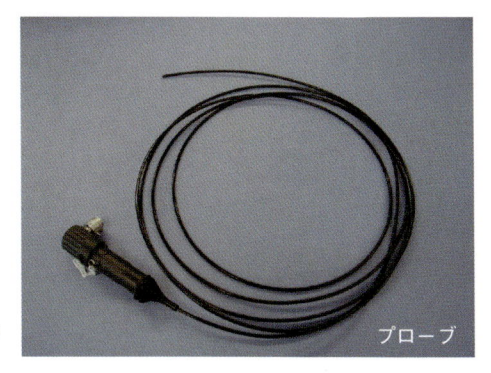

図6　UPD対応プローブ　　　　　　　　　　プローブ

Step 1　基礎知識の習得

Ⅱ　スコープ全般の特性

　スコープは一見，何の変哲もない円筒形・棒状のものにみえるが，実際にはそれ自体に特性があることを知っておきたい．
　まず，スコープをハンガーに掛けてみる．シャフトは先端近傍で若干アップアングル方向に湾曲していることがわかる（図7）．この現象はすべてのスコープで認められるが，意識して作られたわけではない．おそらくはスコープ製作上の過程もしくは保管・梱包用のパッケージ内でループを描くように収納されていることも一因として考えられる．この自然にできた湾曲のためスコープ先端に力が加わると常に一定方向に曲がる特性を有している（図8）．したがって挿入において腸管の曲がりとこの特性が合致すると抵抗なく挿入できることとなる．
　次にハンドルの位置によってスコープ先端の方向性が変化する特性がある．実際には，ハンドルの位置はモニタ画面に対する術者の

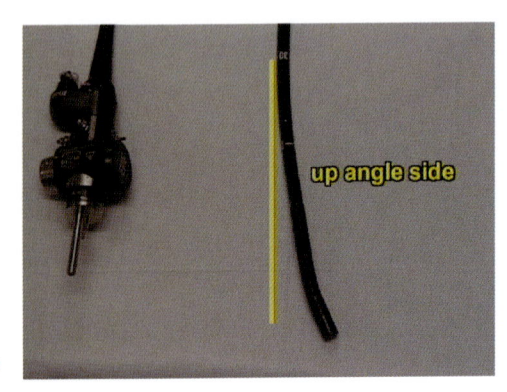

Step 1　基礎知識の習得

図7

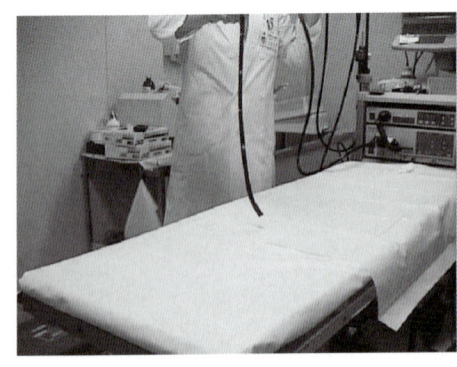

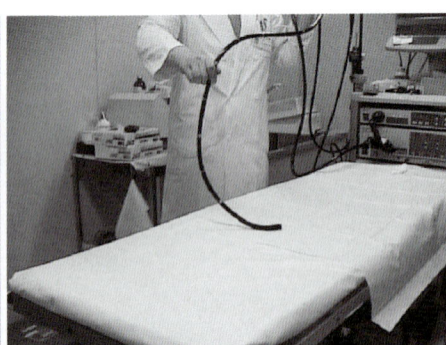

図8

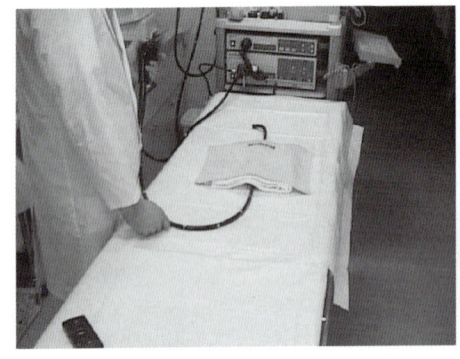

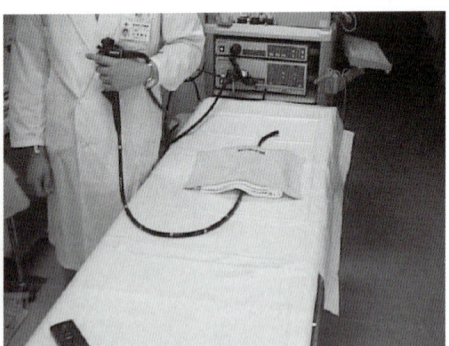

図9

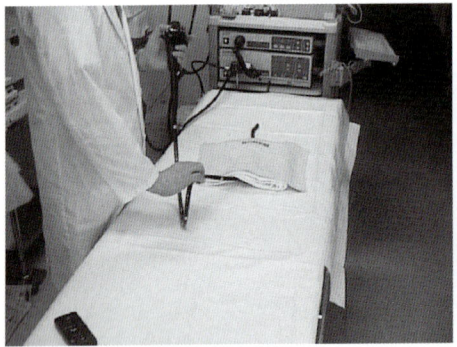

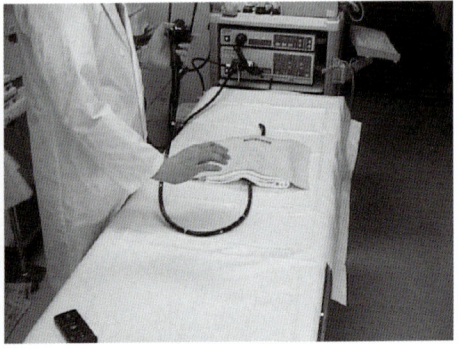

図10

50

立ち位置との関係で規定されているが，図9に示すようにモニタを被検者の頭側に配置する場合と，足側に配置する場合では先端の方向が180度異なることが理解できる．日常生活における左右の感覚をそのままスコープの操作に応用するためにはモニタを頭側に配置することが理にかなっていると考える．

またスコープに捻れが加わると，捻れを開放する方向に動こうとする特性も有している（図10）．軟性棒状物の特性に他ならないが，臨床の場面においてシャフトにトルクをかけながら操作する際には，この特性が抵抗感の一部として認識されるばかりではなく，右手をシャフトから離すとスコープの向きが思わぬ方向に変化したり勝手に動く危険性を有しており，とくに処置中の場合は注意が必要である．

III 細径・太径スコープの特性

スコープシャフトの硬度はその材質，内部構造にも多少影響を受けると考えられるが，基本的にはシャフト径が大きな要因となっていると思われる．すなわち細径スコープは軟らかく，太径スコープは硬いという特性を有することとなっている（図11）．また外部からの力の伝達で湾曲させる場合においても太径スコープよりも小さい力で可能となる．加えて，細径スコープは湾曲部が細く短いために細かい操作が易しく，太径スコープは湾曲部が太く長いために細かい操作が難しいという特性を有する（図12）．この特性を挿入において考えると，細径スコープでは屈曲部を通過する際には曲

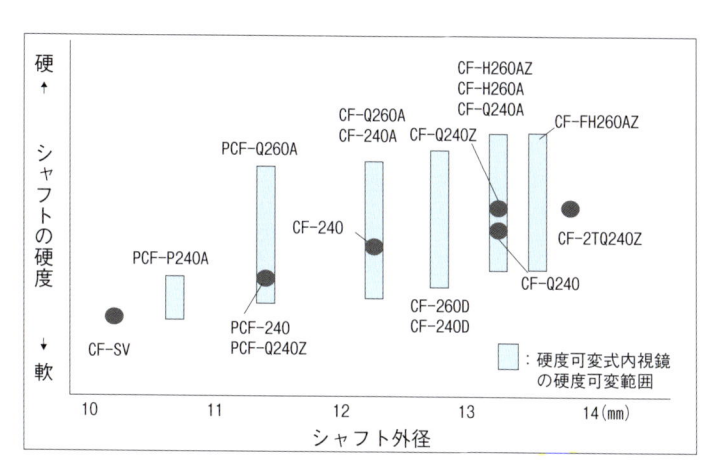

図11　内視鏡のシャフト外径と硬度の比較
〔オリンパスメディカルシステムズの大腸内視鏡〕

Step 1 基礎知識の習得

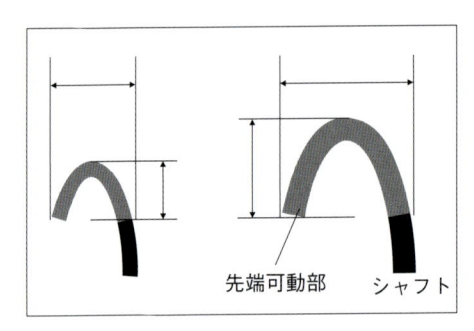

先端可動部　シャフト

図12　細径と太径の違い

がりやすく，腸管に対する力の負荷も少なくて済むため挿入時の疼痛の軽減が可能となるため，push操作主体で挿入する際には適していると判断できる．また太径スコープでは屈曲部を鈍角化・直線化させる短縮操作主体の挿入に適している．一方細径スコープは利点ばかりでなく腸管を直線化したり，肝彎曲などの深部大腸での屈曲が大きく鋭角的な場合はスコープが腸管からの外圧に負けたり，力の伝達が損なわれ操作性が劣る欠点を有しており，また右手操作の微細なコントロールが要求される拡大観察や処置等の状況でも不利となることもある．

Ⅳ　硬度可変式スコープの特性

　細径・太径スコープの利点を兼ね備えたのが硬度可変式スコープである．先に述べたようにシャフトの一定の範囲で硬度を変えられるが，その硬度の範囲は図11に示すように細径スコープよりも軟らかいレベルから，これまでの太径スコープよりも硬度を上げることが可能となっている．したがって挿入に際して屈曲が強い場面では軟化させてpush操作で挿入し，深部大腸や操作性が要求される場面では硬度を硬化させて対応することが可能である．また術者個人の好みに硬度を合わせて挿入することも可能である．

　このように硬度可変式スコープは非常に優れた理想的なスコープであるが，実際には欠点も有している．具体的には内部のコイルとワイヤ構造に経年劣化が生じ硬度を一定に維持できないこと，硬度可変にてシャフト外套に歪みが生じることで操作性が劣化する．また通常スコープの硬度は，スコープシャフトの外套部分全体で硬度を発生させているため，シャフト断面の中心と硬度の中心が一致しているのに対して，硬度可変式スコープでは外套内部のコイルとワイヤ構造であるためシャフト断面で比較するとシャフトの中心と一

致せず偏心性となっている（図13）．このためトルク操作を行った場合や湾曲している場合に不均一な硬度を発生させ，新たな屈曲点を作り"腰砕け"や右手操作の微細なコントロールが伝達されない現象が生じる要因を秘めていると考えられる（図14）．

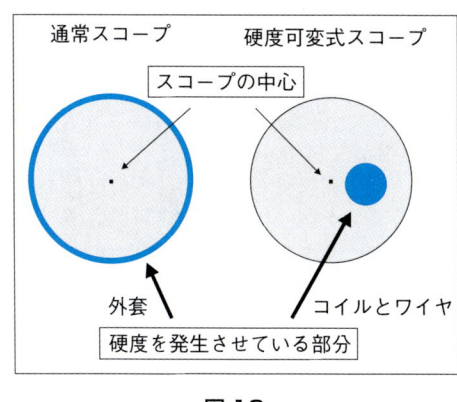

図13

図14

V UPD対応スコープ特性

　現在市販されているものはCF-240D，CF-Q260Dであるが，外径的にはほとんど変わらないが，搭載されているCCDが後者のほうが高画素である（図11，表）．したがって挿入性能に関しても同等である．本スコープというよりUPD全体の特性は，体内のスコープ形状が非透視下で判明することであり，挿入困難症例におけるループ解除や用手圧迫のポイントを的確に指摘できる点にある．また体位変換を行っても画像表示の仕方で常に一定方向からのビューが得られ，スコープ形状や先端位置・方向がわかる点や三次元的表示にて前後の重なりも判明する点が優れている．しかしセッティング，機材の大きさ等に改良の余地を残している．

まとめ

　スコープの種類や特性について述べてきたが，挿入においてはこれらの特性を十分理解したうえで利用すべきであると考える．また被検者の状況に合わせてスコープを選択する柔軟性も必要であると考える．

（山野泰穂）

Step 1 基礎知識の習得

4 大腸内視鏡のスコープの洗浄と消毒法

★チェックポイント★

☐ これまでには内視鏡検査を介した感染事故が報告されており，それらの防止のため洗浄・消毒・滅菌の違いと医療器具が生体に与える感染の危険度を十分に理解し，それに応じて適切な処置を行う必要がある．
☐ 現在厚生労働省に認可され一般的に使用されている．内視鏡消毒剤にはグルタルアルデヒド・フタラール・過酢酸・強酸性電解水があるが，それぞれの利点，欠点を理解し使用することが望ましい．
☐ 内視鏡と内視鏡処置具はガイドランに基づいた洗浄を行い，さらに内視鏡室内での間接的な感染に注意する．患者への感染防止と同様に，医療従事者自身の感染防止も重要な課題である．

はじめに

日常的に内視鏡検査を行う内視鏡医師は，検査室内での「清潔」の意識がどうしても薄くなりがちである．血液や体液，目に見えない微生物が飛び交っている内視鏡室はきわめて不潔であるという意識をもって感染防止に努めなければならない．

本項は日本消化器内視鏡技師会安全管理委員会ホームページの「内視鏡の洗浄・消毒に関するガイドライン（第2版）」，日本消化器内視鏡学会の「消化器内視鏡機器洗浄・消毒法ガイドライン」[1]，日本消化器内視鏡学会ホームページの「消化器内視鏡機器洗浄・消毒 Minimal Standard」および世界消化器内視鏡学会（OMED）の内視鏡洗浄消毒に関する実践ガイドラインに基づき，内視鏡の洗浄・消毒について述べる．

I 洗浄・消毒・滅菌

1. 洗浄・消毒・滅菌の定義

1）洗　浄

洗浄とは，固体の表面から汚れを除去することをいい，内視鏡お

よび付属品から血液，分泌物，汚物を除去することである．内視鏡についた汚れは放置すると乾燥し落ちにくくなるので，使用後はできるだけ早く洗浄する．

2) 消　毒

消毒とは，病原微生物を身体外で化学的または理学的手段により直接に殺滅させることであり，非病原性菌の残存は容認されている．消毒の効果は消毒剤の種類や濃度，温度，浸漬時間，汚染の程度などで異なることに注意が必要である．

3) 滅　菌

滅菌とは，消毒では殺滅できない微生物まで死滅させることで，一般的には後述する抗酸菌より消毒抵抗性の高い芽胞形成菌までのすべての微生物を死滅させることである．ヤコブ病の原因であるプリオンは，現在の技術では焼却以外に殺滅は不可能である．

2. 消毒の必要性，消毒レベル

消毒薬に対する抵抗性は**表1**に示すように病原微生物の種類によって異なる．これまで大腸内視鏡検査を介した*Helicobacter pylori*（*H.pylori*）を含む病原微生物の感染事故や，胃生検を介した肝炎ウイルスの感染事故が数多く報告されている[2)〜6)]が，その原因の多くは不十分な洗浄・消毒によると考えられている．しかし報告されてはいなくとも，われわれの気づいていないところで感染が起こっている可能性は高い．これまで内視鏡検査前に感染症の有無を調べ，感染症ありと診断された患者は検査を後にまわすなどの処置が行われてきた．しかしHIVや*H.pylori*の有無については検査されていないことや，未知なるウイルスを考慮すると，一人一人ガイドラインに基づいた十分な洗浄・消毒を行い内視鏡検査による感染症を防がなければならない．

消毒レベルは高〜低水準に分けられている．高水準消毒とは芽胞形成菌を除く抗酸菌より消毒抵抗性の低い病原微生物を殺滅させることをいうが，一般細菌やウイルスなどに限った消毒は中水準ない

表1　微生物の消毒抵抗性

消毒抵抗性	微生物
非常に高い	プリオン
高い	芽胞形成菌
やや高い	結核菌，非定型抗酸菌，ポリオウイルス
中間	真菌，緑膿菌，サルモネラ菌
低い	B，C型肝炎ウイルス，エイズウイルス　など

し低水準消毒という．

　医療機器に求められる清潔度として，E.H.Spaulding は医療器具が生体に与える感染の危険度を「危険」「やや危険」「危険ではない」の三つに分類し，その程度に応じて適切な再生処理方法を定めている（表2）．粘膜や血管など無菌の組織に直接触れる生検鉗子は「危険」に分類され滅菌が必要であり，粘膜に接触する内視鏡は「やや危険」に分類され高レベル消毒が必要とされる．

表2　Spaulidingの分類

感染の危険度	相当する内視鏡機器	必要な清潔度
危険	生検鉗子，局注針，高周波スネア，高周波ナイフ，ERCP造影チューブなど	滅菌
やや危険	スコープ，超音波プローブ，マウスピースなど	高水準消毒
危険ではない	血圧のカフ，モニター，光源装置など	中～低水準消毒

II　消毒液の種類と特徴

　消毒剤は高水準消毒剤，中水準消毒剤，低水準消毒剤に大きく分類される．内視鏡消毒に使用される消毒剤は高水準消毒剤で，多量の芽胞菌以外の微生物をすべて殺滅し，長時間使用で滅菌を成し遂げるものである．ここでは厚生労働省に認可され，内視鏡消毒に一般的に使用されている消毒剤について述べる．

1．グルタルアルデヒド（GA）

　内視鏡消毒に使用されてからの歴史が長く信頼性のおける消毒剤で，一般細菌，抗酸菌，真菌，ウイルスなどに有効である．比較的安価であり，内視鏡，付属品などを腐食させない．しかし消毒にかかる時間が長く人体への毒性があることが欠点で，皮膚障害，角膜障害，鼻炎，喘息などを引き起こすことがわかっている．

2．フタラール（オルトフルタルアルデヒド：OPA）

　GAに比べ短時間で高レベルの消毒が可能であり，皮膚や粘膜に対する刺激が少ないという長所があるが，高価であり皮膚に接触すると黒く変色するという欠点がある．

3. 過酢酸

GAと比べ短時間で同等もしくはそれ以上の殺菌効果を有する．強力な酸化力により殺菌するため酢酸臭はあるものの，アレルギー毒性はなく環境に対しても安全であるとされている．しかし高価であること，薬液の安定性が劣ること，腐食性を有することなどの欠点もある．日本では市販されている専用の洗浄機を用い，十分にすすぎをすることで腐食を防げる．

＊強酸性電解水

高水準消毒剤として認められておらず，内視鏡消毒薬として正式に認可されてはいないが，各施設の責任において使用可能な消毒剤として強酸性電解水がある．強酸性電解水は，推奨される塩素濃度とpHを保てば非常に短い時間で多くの微生物を殺滅し，環境に悪影響を与えない，安価であるなどの利点があるが，血清などの蛋白の混入で消毒作用が劣化し，腐食作用があるという欠点がある．さらに抗酸菌に対する消毒効果が低いことから，使用する際には塩素濃度やpHの確認を行うなど，使用者が管理し責任をもたなければならない．

III 内視鏡および処置具の洗浄・消毒

1. 内視鏡の洗浄方法

内視鏡の洗浄はまずベッドサイドで洗浄を行い，次に洗い場での洗浄と消毒を行う．

1）ベッドサイドでの洗浄

検査終了後は内視鏡を光源に接続したまま，表面の汚れを乾かないうちにガーゼでふき取る．続いて送気・送水および吸引でチャンネルに水（酵素洗剤液が望ましい）と空気を交互に送り，ノズル，送気・送水チャンネルおよび吸引・鉗子チャンネル内を洗浄する．その後内視鏡を光源から取り外す．その際，内視鏡の吸引口金に接続している吸引チューブ内の汚物が周囲に飛散しないように注意し，内視鏡が周りに触れないように洗い場へ運ぶ．

2）洗い場での洗浄と消毒

防水キャップを取り付け，内視鏡の漏水検査を行う．洗浄台で温水を流しながら中性洗剤や酵素洗剤などを含ませたスポンジで内視鏡表面の汚れを落とす．送気・送水ボタン，吸引ボタン，鉗子栓を外し，それぞれを洗浄する．吸引・鉗子管路は汚れが溜まりやすい

Step 1　基礎知識の習得

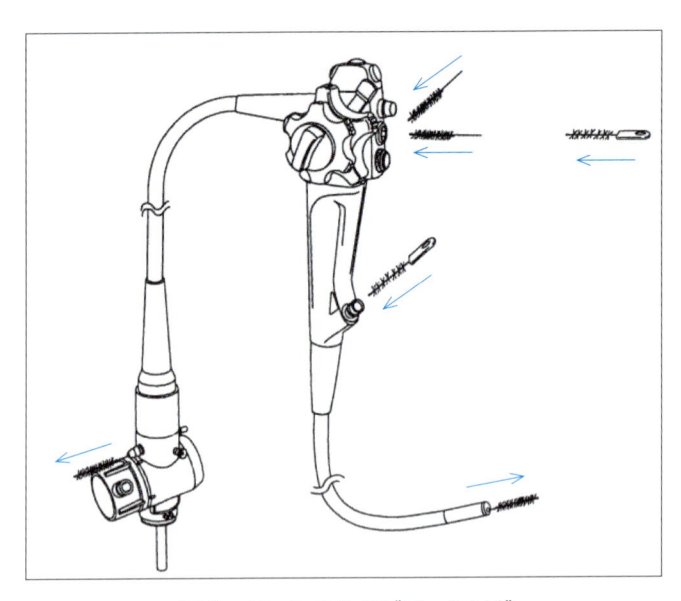

図1　チャンネルのブラッシング
（日本消化器内視鏡技師会安全管理委員会より了承を得て引用）

> **Memo**
> 内視鏡の洗浄消毒は「洗浄→すすぎ→消毒→すすぎ→乾燥→保管」の流れで行うが，洗浄が不適切な場合は消毒も失敗に終わることがあり，洗浄がもっとも重要である．

部分であることから，専用ブラシを用いて3カ所すべてを念入りにブラッシングする（**図1**）．次にチャンネル洗浄装置を内視鏡に装着して，吸引・鉗子管路および送気・送水チャンネルに洗浄液を十分に送液して洗浄する．洗浄終了後は，十分に水ですすぐ．

内視鏡の消毒は十分な洗浄が終了した後に行う．高水準消毒剤に一定時間浸漬することで行うが，消毒剤の使用回数，有効日時，濃度や必要に応じた温度などに十分配慮し，各消毒剤の説明書どおりに行う．消毒には用手消毒と自動洗浄機消毒がある．自動洗浄機で消毒を行う場合にも機械の過信は禁物であり，消毒前の用手洗浄は十分に行う必要がある．この工程を省くと完全な洗浄・消毒はできなくなる．洗浄・消毒後の内視鏡は無菌水を用いて十分にすすぎ，70％アルコールを各チャンネルに注入させて乾燥させる．この操作によりグルタルアルデヒド耐性菌に対する消毒効果も期待できる．内視鏡は完全に乾くまでスコープハンガーに垂直に吊るしておく．この際，送気・送水ボタンなどは外したまま乾燥させる．水分が残っていると細菌の繁殖場所となるため，スコープケースに保管する場合にはとくに注意が必要である．

2．内視鏡処置具の洗浄・消毒

内視鏡処置具は無菌の組織に直接触れるため滅菌が必要となる．そのため可能なかぎりディスポーザブル製品を使用することが望ま

しいが，高価であることから，再使用に対しての一定の安全性が確認されているものに対しては，滅菌後再生が可能である．処置具の多くはらせん状のワイヤーによってできており，構造が複雑であるものが多いため，再使用に適した構造や素材の耐久性などの面で再生が可能かどうか決められている．処置具を再生する場合は使用後速やかに洗浄剤に浸漬し，用手洗浄を行う．引き続き超音波洗浄を規定の時間行い，水洗したあとオートクレーブによる滅菌を行う．耐熱性，耐圧性でない処置具についてはエチレンオキサイドガスを用いて滅菌する．

Ⅳ 内視鏡の感染対策と注意点

感染予防対策は内視鏡の洗浄，消毒に注意が集まりがちであるが，内視鏡室全体としての感染予防対策も重要である．完全に消毒された内視鏡でも，それを使用するまでに汚染されれば感染源となりうるからである．

1. 内視鏡室由来の感染に対する対策

内視鏡室内での感染対策としては，第一に使用済みの内視鏡からの汚染を内視鏡室内に広げないことが挙げられる．検査後の内視鏡は便や体液で汚染されており，そのまま吊架装置にかけるとチャンネル内に残った水分や表面の体液により周囲を汚染する可能性がある．このため検査終了時は吸引をかけながら内視鏡挿入部をガーゼで覆いつつ肛門から抜去する．あらかじめ用意しておいた水を速やかに吸引し，前述したベッドサイドでの洗浄に移る．このとき汚染されたベッドシーツなどの処理も速やかに行う．また，使用後の内視鏡はハンドル部分が汚染されている可能性があり，消毒済みの内視鏡と同じ吊架装置にかけると間接的な汚染の原因になるため注意する．

2. 周辺環境由来の感染に対する対策

患者に直接触れないという理由で盲点となりやすいものに，光源やタッチパネル，自動洗浄機，水周りなどが挙げられる．無意識に汚染された手袋で触れた場合，消毒をせずそのままにしておくと間接的に感染源となるため注意が必要である．

3. クオリティーコントロール

内視鏡学会では，実施している内視鏡機器の洗浄・消毒，処置具

の滅菌が十分な効果を上げているかどうかを各施設で独自に検証することを推奨している．対象となる内視鏡は上部，下部，小腸など，その施設で使用している全機種であり，年1回以上の割合で検証することが望ましい．方法は，①内視鏡チャンネル内に20〜30m*l*滅菌生理食塩水を通し，それを直接培養する．②内視鏡表面のスタンプ培養をする．③保管庫内を含む周辺機器はそれぞれ最適な方法で培養検査を行う．仮にガイドラインにそった内視鏡の洗浄・消毒がなされていれば細菌は検出されないはずであり，もし細菌が検出された場合はその方法を見直し改善する必要がある．

おわりに

おもに患者への感染事故防止について述べてきたが，医療従事者自身が感染から身を守ることも重要な課題である．日常のルーチン検査においても，散布チューブを引き抜く際などに体液が飛沫したり，緊急内視鏡では血液が飛沫することもある．したがってとくに感染の危険が高い内視鏡検査はもちろんのこと，日頃から検査時には手袋，マスク，ゴーグル，検査着，ガウン，靴カバーなどを着用する習慣を身につけるようにしたい．

文献

1) 日本消化器内視鏡学会消毒委員会：消化器内視鏡機器洗浄・消毒法ガイドライン．Gastroenterol Endosc 40；2022-2034，1998
2) Spach DH, Silverstein FE, Stamm WE：Transmission of infection by gastrointestinal endoscopy and bronchoscopy. Ann Intern Med 118；117-128, 1933
3) Dwyer DM, Kleim EG, Tstre GR, et al：Salmonella Newport infections transmitted by fibroscopic colonoscopy. Gastrointest Endosc 33；84-87, 1987
4) Bronowicki J-P, Venard V, Botte C, et al：Patient-to-patient transmission of hepatitis C virus during colonoscopy. N Engl J Med 337；237-240, 1997
5) Silvis SE, Nebel O, Rogers G, et al：Endoscopic complications. Results of the 1997 American Society for Gastrointestinal Endoscopy Survy. JAMA 235；928, 1976
6) Sugiyama T, et al：Is Helicobacter pyloris infection responsible for postendoscopic acute gastric mucosal lesions? Eur J Gastroenterol Hepatol 4；93-96, 1992

参考文献

1) 赤松泰次，矢野いづみ，沖村幸枝，他：内視鏡における感染管理の基本とコツ．消化器内視鏡 17(10)；1485-1491, 2005
2) 小越和栄，松田浩二，佐藤　公：洗浄・消毒法ガイドライン．日本消化器内視鏡学会 監：消化器内視鏡ガイドライン（第3版）．53-63，医学書院，東京，2006
3) 榊　信廣，小越和栄，櫻井幸弘：消化器内視鏡洗浄消毒法ガイドライン．日本消化器内視鏡学会 監：消化器内視鏡ガイドライン（第2版）．29-37，医学書院，東京，2002
4) 赤松泰次，沖村幸枝，矢野いづみ：大腸内視鏡検査における感染管理．早期大腸癌 19(5)；471-474, 2005

（澤　優子，鶴田　修，河野弘志）

Step 1 基礎知識の習得

5 大腸内視鏡検査の前処置

★チェックポイント★
- □ 良好な前処置は，大腸内視鏡検査の前提条件である．
- □ 患者の排便習慣や全身状態を考慮して前処置に工夫を加える．
- □ 検査直前は，消化の悪い食品摂取を控えさせる．
- □ 腸管洗浄液投与前に，消化管の閉塞・狭窄・穿孔などがないかどうかを必ず確認する．

はじめに

大腸内視鏡検査の精度維持には良好な前処置が必須である．不良な前処置では，内視鏡挿入の難易度が高くなるばかりか，病変の拾い上げ診断，精密診断，そして内視鏡治療など，すべてにおいて不利な状況が生じる．

1980年にDavisら[1]が硫酸ナトリウムとポリエチレングリコールを主成分とした経口腸管洗浄液（Golytely液）を考案したが，本邦でも1985年に上野ら[2]が紹介して以来，Brown変法を主体としたそれまでの前処置にとって代わり，現在本邦では，Golytely 2l法（ニフレック®法）が大腸内視鏡検査の前処置法の主役となっている[3,4]．Golytely液は大量に服用しても腸管から吸収されず，腸液分泌を刺激することもなく，体液への影響の少ない優れた前処置法である．本項では，Golytely法を中心に，Golytely法以外の各種方法についても解説する．

I 前処置法の種類と実際

前処置法としては以下のようなものがあるが，実際には種々の方法を組み合わせて行うことも少なくない．

① ニフレック®法
② 在宅ニフレック®法
③ 大量マグコロールP®法

④ 検査食併用ニフレック®法
⑤ 経腸栄養剤を用いた前処置法
⑥ 下剤
⑦ 消化管機能調律薬
⑧ 新しい経口腸管洗浄剤（ビジクリア®錠）

1. ニフレック®法

　硫酸ナトリウムとポリエチレングリコールを主成分とした経口腸管洗浄液（polyethylene glycol-electrolyte lavage solution；PEG-ELS, Golytely液）を用いる方法である．Golytely液は現在，味の素ファルマからニフレック®として市販され保険適応となっており，その使用は容易である（**図1**）．その組成[5]を**表1**に示す．本剤は，飲用しても腸管で吸収されないため体液組成・尿量など循環動態にはほとんど影響を与えない[6]．また，腸内細菌叢に対しても，排便が進むにつれて一次的に細菌総数は減るもののバランスは保たれ，投与開始後24時間には細菌数は元に回復する[5]．ニフレック®法の原理は，このように消化管で吸収されないGolytely液を大量に服用し，消化管内の食物残渣や便を体外に排出させようというものである．問題はその服用量であるが，ニフレック®法単独で前処置を行う場合約 $2l$ が現在妥当であるとされている．実際には，大腸内視鏡検査の約3～4時間前から飲用を開始し，排便（排液）が無色～黄色透明になった段階で前処置完了とする（**図2**）．これにより，従来のBrown変法では得られない残便のないきれいな前処置が得られる．

　本法の長所は，
① 検査前日の食事制限が不要
② 検査前日の下剤投与が不要
③ 循環動態に影響がないため，心不全や腎不全の患者に対しても安全に使用できる．
④ 残便のないきれいな前処置が得られるため高い検査精度が得

表1　ニフレック®1袋（137.155g）の組成

polyethylene glycol 4,000	118.0g
NaCl	2.93g
KCl	1.485g
$NaHCO_3$	3.37g
Na_2SO_4	11.37g

5. 大腸内視鏡検査の前処置

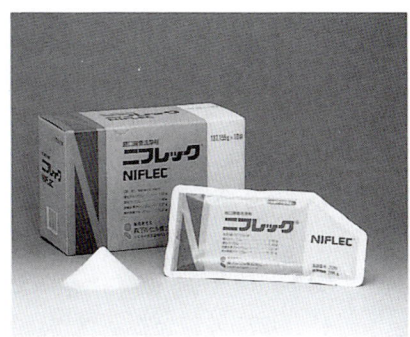

a：ニフレックの製剤見本
b：専用容器に移し，水を加えて 2 l に調整する．
c：調整が終了したら，冷蔵庫で冷やす．

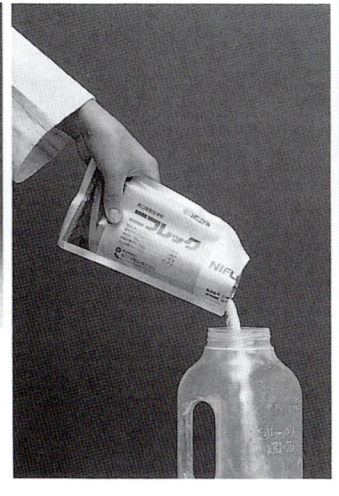

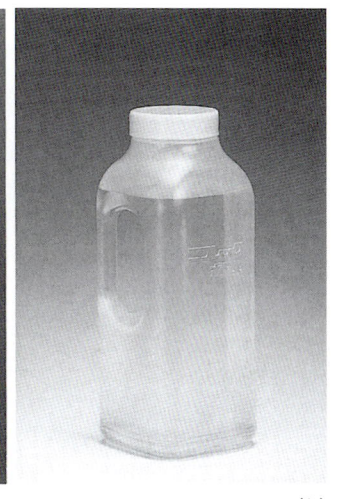

図1　ニフレック®調整法

a|b|c

図2　Golytely 法による大腸内視鏡検査前処置スケジュール

られる．などである．
　一方，短所としては，
　①少し薬品臭がかった海水のような味で飲用しにくい．
　②味の問題や飲用量が多いため必要量を服用できない患者がいる．などであるが，味に関しては，フレーバーの使用や冷やすことで対応している．しかし，服用量も多く，大腸内視鏡検査自体よりもニフレック®液 2 l を飲用するほうが辛いという患者は少なくない．服用量に関しては，後述の検査食，経腸栄養剤，下剤などを併用することによって減量することが可能である．

Step 1　基礎知識の習得

2. 在宅ニフレック®法

　　ニフレック®法は大変有用な前処置法ではあるが，そのために患者は長時間病院に拘束される．また，施設によってはトイレの確保が困難であったり，飲用する場所の問題もある．これらを解消する目的で在宅ニフレック®法が試みられ，その有用性が証明されている[7)~9)]．本法は過去に病院でニフレック®法の経験がある患者のうち，高齢者や遠隔地在住者を除いた者が対象となる．来院途中の排便が問題となることはきわめて少なく，病院でのニフレック®法の経験や来院時間の調整で対応可能である．

3. 大量マグコロールP®法

　　マグコロールP® 100gを水で溶解し1,800mlとして，ニフレック®法と同様に全量を服用してもらう（図3）．この濃度で腸液と等張になり大腸洗浄効果が得られる．ニフレック®法と比較すると腸管洗浄力はやや劣るが，スポーツドリンクのような味で飲用しやすい．

4. 検査食併用ニフレック®法

　　大腸X線検査用の検査食として，ボンコロン®，エニマクリンPO®，ダルムスペース®など数社からレトルトパウチ食品（アルミ箔の袋で滅菌・加圧されたもの）が1,500円前後で市販されている[3),4),10)]．検査前日の検査食と下剤投与（ラキソベロン®，マグコ

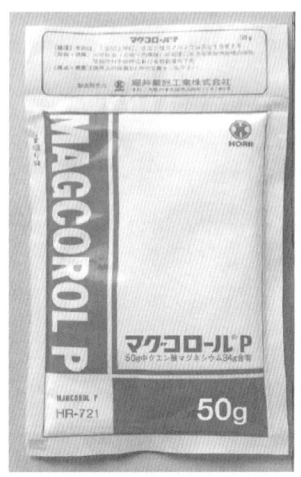

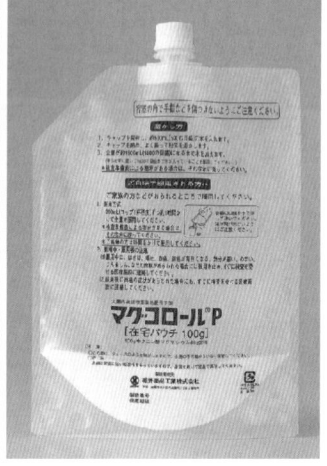

図3　マグコロールP®の粉末製剤（左）と粉末製剤入り在宅パウチ（右）
　100gを水で溶解し1,800mlとすると腸液と等張になり大腸洗浄効果が得られる．右の在宅パウチは在宅前処置にも有用で，水を入れて調整し冷蔵庫で冷やして服用するとよい．

ロールP®など）を行うことで，検査当日のニフレック®液の服用量を約1ℓに半減でき，また，検査当日の前処置に要する時間を1～2時間に短縮することが可能である．本法は，検査前日にも制限がかかること，検査食が医薬品扱いでないため別に買ってもらわねばならず，患者に1,500円前後の負担がかかるなどの欠点はあるが，女性・高齢者など大量の水分摂取を好まないため通常のニフレック®法が行いにくい患者，あるいは通常のニフレック®法では前処置が不十分な患者に対して有用である．当部ではこの方法を頻用しているが，飲みにくい前処置薬を半量にできるのなら，前日の食事制限は気にならないという患者がほとんどである[3),4)]．また，憩室内の便も完全に除去できるため，憩室症の患者の検査には非常に効果的な前処置である．

5. 経腸栄養剤を用いた前処置法

頑固な便秘のために通常のニフレック®法では十分な前処置が得られない患者や，食欲低下のために摂食不良状態の患者には，半消化態栄養剤の投与を数日前から行うことが有用である．

6. 下　　剤

頑固な便秘のために通常のニフレック®法で十分な前処置が得られない患者には，前日に下剤（ラキソベロン®，マグコロールP®など）を追加投与する必要がある．また，これらの下剤とニフレック®法を併用することで，ニフレック®液の量を減じる試みもなされている．

7. 消化管機能調律薬

消化管機能調律薬（セレキノン®，ガスモチン®など）で腸内容物の輸送を促進させることで，便秘の患者に対応できるだけでなく，下剤の副作用を減じることも可能である．

8. 新しい経口腸管洗浄剤　ビジクリア®錠（リン酸ナトリウム製剤）

ビジクリア®錠は，大腸内視鏡検査の前処置における腸管内容物の排除を目的として2007年6月にゼリア新薬工業株式会社から発売された医薬品で，国内で初めて承認された錠剤タイプの経口腸管洗浄剤である．ビジクリア錠は有効成分であるリン酸二水素ナトリウム一水和物および無水リン酸水素二ナトリウムの配合によりpH緩衝能を有し，消化管の局所刺激の低減とともに優れた腸管洗浄効

Step 1　基礎知識の習得

果を示す．実際の錠剤は**図4**に示すような楕円形の素錠で，長径約17.6mm，短径約8.8mm，厚さ約6.2mmの錠剤である．

本剤は水またはお茶で服用でき，既存の経口腸管洗浄剤で必要な投与の際の水溶液調整が不要である．本剤は糖質を含まないため，爆発性の水素ガス発生の心配がない．

具体的な投与方法であるが，成人には大腸内視鏡検査開始の4～6時間前から本剤を1回あたり5錠ずつ，約200mlの水またはお茶とともに15分毎に計10回（計50錠・2l）経口投与する．大腸内視鏡検査前日の夕食は翌日の経口投与開始12時間前までに終了し，夕食後は，大腸内視鏡検査終了まで絶食（水分摂取のみ可）とする．本剤服用後の排便は，服用開始後約1時間30分頃から始まり，約2時間30分持続する．服用開始4時間（240分）以降には，大腸内視鏡検査が実施可能となる．服用開始約3時間30分後には排泄液がほぼ透明となる．

Memo
なお，本剤は，本邦で2007年6月に発売されたばかりで，水やお茶で前処置ができることが魅力であるが，その臨床成績に関しては今後データが蓄積され評価されるであろう．

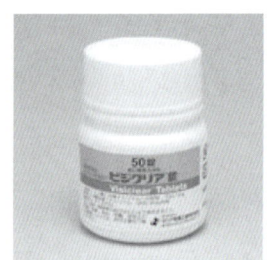

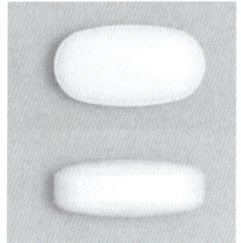

図4　ビジクリア®錠

ニフレック®法は画期的で非常に有用な大腸内視鏡前処置法であるが，これまで述べてきたとおりすべての患者に一律に行えるものではなく，患者の状態あるいは各施設の設備状況に応じて，他の前処置法と組み合わせることが，患者の負担を軽減しながらより良い前処置を得るポイントである．

II　前処置のポイントと注意事項

1．禁忌および要注意疾患・合併症[11]

ニフレック®法は大量の腸管洗浄液を使用するため，消化管の閉塞・狭窄，穿孔，中毒性巨大結腸症などの患者には禁忌である．消化管の閉塞や高度狭窄，中毒性巨大結腸症では腸管穿孔を，消化管穿孔があると腹膜炎その他の合併症を起こす可能性があり，実際に最近，死亡例の報告もある．したがって，排便，腹痛等の状態を確

認しながら慎重に投与しなくてはならない．腸の狭窄状態を疑う場合や，高度の便秘症，腸管憩室のある患者にはとくに注意が必要であり，単純X線写真や体外式超音波検査で大きな器質的病変を腸管洗浄液投与前に除外することが望ましい．

また，ニフレック®液投与によって体が冷えるため，虚血性心疾患患者が虚血発作を起こすことがまれにある（0.1%未満）ので注意する．また，大量の水溶液を服用することに起因する自覚症状として，腹部膨満感，腹痛，悪心，冷感，ふらつき感，倦怠感（以上は5%以上），不眠，嘔気，頭痛，頭重感（以上は5%未満），肛門部痛などが増悪あるいは新たに発現する（0.1%未満）ことがある．過敏症は0.1%未満の頻度で起こりうる．

2. 患者への説明・対応

2*l* のニフレック®液を服用して腸管を洗浄する（大量水分の飲水）という具体的内容，前処置のため長時間病院に拘束されること，ニフレック®液服用後の便意に対して即座に対処できるようにトイレを確保しなければならない（とくに在宅ニフレック®法の場合）ことなどを，詳細に患者に理解させておく必要がある．また，前述の合併症の内容も説明しておく．

また，大腸内視鏡検査は羞恥心を伴う検査であり，穴あきパンツなどの術衣に対する配慮はもちろんのこと，ロッカーの設置など患者更衣室の確保充実，前処置室・トイレの完備が必要である．さらに，更衣室・検査室内の患者の動線におけるプライバシーに対する配慮も重要である．

3. 検査前日の食事内容についての注意

ニフレック®法により腸管を洗浄しても腸内に残存しやすい食物がある．たとえば，繊維成分の多い野菜，果物や野菜の種，海草類，コンニャク，きのこ類など消化の悪いものである．これらは消化が不十分となり原形のまま腸管内に残存し，検査時に腸液の吸引や内視鏡の挿入・観察の妨げになることが多いため，検査前日の摂取を控えるように指導すべきである．空腹に耐えられない人は，水・お茶以外に，スポーツドリンク，コーラ，サイダー，飴などを摂取するように指示する．

4. 腸管付着粘液，気泡に対する対策

ニフレック®法単独による前処置では，大腸内視鏡検査時に腸内

に多数の気泡が発生し，観察の妨げになることが多い．このような場合，ガスコン®水溶液を内視鏡鉗子口から注入散布するのも一法ではあるが，ニフレック®液服用時にガスコン®水溶液を併用して内服することで気泡の発生は防止可能である[12]．また，一部施設では，プロナーゼ®投与による腸管付着粘液除去の試みもなされている[13]．

おわりに

ニフレック®法を中心に大腸内視鏡検査の前処置法の実際について，一般的な注意事項，前投薬を含めて解説した．

文献

1) Davis GR, Santa CA, Morawski, et al：Development of a lavage solution associated with minimal water and electrolyte absorption or serection. Gastroenterology 78；991-995，1980
2) 上野文昭，荒川正一，岩村健一郎，他：非吸収性，非分泌性経口腸管洗浄液を用いた大腸内視鏡検査前処置法の検討．消化器内視鏡の進歩 27；197-201，1985
3) 田中信治，梶山梧朗：安全な内視鏡検査のために─下部消化管．前処置法（1）一般的注意．臨牀消化器内科 11；1685-1690，1996
4) 田中信治，春間 賢：検査のための前処置．1. Golytely法，その他．丹羽寛文編：大腸内視鏡検査ハンドブック．39-43，日本メディカルセンター，東京，1999
5) 細田四郎，馬場忠雄，近持信男，他：経口腸管洗浄剤MGV-5の第Ⅰ相臨床試験．薬理と臨床 17；447-464，1989
6) 岡部治弥，吉田 豊，平塚秀雄，他：大腸内視鏡検査前処置における経口腸管洗浄剤MGV-5の臨床的研究．薬理と臨床 17；333-349，1989
7) 富樫一智，小西文雄，岡田真樹，他：在宅で行なう腸管洗浄液（PGE-ELS）による大腸内視鏡検査前処置法の検討．日本大腸肛門病会誌 47；622-627，1994
8) 城 浩介，塚本純久，後藤秀実，他：在宅大腸内視鏡検査前処置法の検討．Ther Res 16（Suppl 2）；379-382，1995
9) 瀬古 章，天野和雄，高木昌一，他：大腸内視鏡検査前処置における経口腸管洗浄液（PGE液）自宅服用法の検討．新薬と臨床 44；119-127，1995
10) 内田善仁 編：大腸の検査─前処置からStrip biopsyまで．メディカルビュー社，大阪，1992
11) 経口腸管洗浄剤ニフレック®製剤使用説明書（改訂第2版）．味の素ファルマ株式会社，東京，2006
12) 関 寿人，谷 和弘，奥平 勝，他：Dimethyl-polysiloxane含有腸管洗浄液を用いた大腸内視鏡検査前処置─消泡を目的として．Gastroenterol Endosc 32；2435-2437，1990
13) 大橋茂樹，松村暢之，安田正俊，他：腸管付着粘液と気泡除去の試み．Ther Res 11（Suppl 2）；558-561，1990

（田中信治）

Step 1 基礎知識の習得

6 前投薬の種類と特性
― Sedation を中心に

★チェックポイント★

- □ sedation は患者の意識レベルを観察しながら少量ずつ投与し，意識レベルは苦痛を表現できる程度が望ましい（conscious sedation）．挿入に自信のない術者が sedation に頼って無理な挿入を行ってはならない．
- □ sedation による重篤な副作用としては呼吸抑制，血圧低下などの循環不全があり，とくに高齢者では注意が必要である．
- □ sedation 時には血管確保のうえ，パルスオキシメーターを用いて血圧，血中酸素飽和度のモニタリングが必要である．

はじめに

sedation（鎮静）とは，薬剤投与によって意識レベルの低下がもたらされることである．一方，analgesia（鎮痛）は，意識レベルの低下をきたさずに痛みを軽減させることを意味する．sedation は analgesia とは異なり，意識レベルの変動をもたらすが，その程度はきわめて軽度の低下から，意識のまったく消失する高度な低下までさまざまであり，その調節が重要である．鎮静薬にはジアゼパム，フルニトラゼパム，ミダゾラムがあり，このなかではミダゾラムの催眠作用がもっとも強いとされる．鎮痛薬系統の薬剤には塩酸ペチジン，ペンタゾシンなどがある．

大腸内視鏡検査時には欧米では conscious sedation としてルーチンにミダゾラム（ドルミカム®）とメペリジン（オピスタン®）が投与されているが，日本ではルーチンには投与されておらず，最近の調査では約 60% 程度の施設で使用されているのが現状である．筆者は大腸内視鏡手技に習熟していれば基本的には sedation は必要としないと考えているが，近年「苦痛の少ない大腸内視鏡検査」という患者のニーズも一般的に高まっており，大腸内視鏡検査時にも鎮静薬や鎮痛薬を用いることは，施設や術者の実情，技量，患者の状態により決定すべきと考えている．検査時の不安や過度の緊張は

Step 1 基礎知識の習得

しばしば腸管の蠕動を誘発し，内視鏡の挿入を困難にすることが多いため，sedationにより挿入が容易になる場合がある．また手術後の高度癒着例，炎症性腸疾患，著明な痩せなどの被検者で挿入時の強い痛みが予測される場合は，患者の苦痛軽減のために積極的に使用すべきである．ただし，挿入に自信のない術者がこれらの薬剤に頼って無理な挿入をする手段としてはならない．

I 大腸内視鏡施行時の適切な sedation

大腸内視鏡検査・治療時のsedationにおいても以下のことが重要である．

① 覚醒が速い，② 悪心，嘔吐などの副作用がない，③ 呼吸循環器系の抑制が少ない，④ 安全域が広い，⑤ 拮抗薬が使用可能である，などがあげられる．

sedationのさまざまなレベルのなかでもっとも良好な状態がconscious sedationとされている．conscious sedationとは，「医師と患者との間でおもに口頭でcommunicationを保つことができる鎮静状態」と定義される．

II 鎮静薬・鎮痛薬投与時の注意点

① sedationの目的，作用，副作用に対するインフォームド・コンセント取得は必須である．実際 0.0059% の頻度（1998〜2002年内視鏡学会調べ）で前投薬に関連した偶発症が発生している．

② 体格，年齢，基礎疾患などに応じた投与量の調節を心がける（少量から投与し始めること）．

③ 検査中の患者の呼吸・循環動態を把握する〔呼吸については，パルスオキシメーターで血中酸素飽和度（SaO_2）のモニターなどの自動監視装置が必要であり，血圧について定期的な計測，または自動血圧計の装着を行う〕．

④ フルマゼニル（アネキセート®）等の拮抗薬をいつでも使用できる状況にしておく．また，昇圧薬や挿管セットなどの救急セットを用意しておくこと．

⑤ 検査終了後拮抗薬を投与しても1〜2時間は判断能力はなく，回復室などで確実に回復したことを確認してから帰宅させる．とくに高齢者では転倒などの予期せぬ事故が起こることがあり，可能なかぎり家族に付き添いをお願いする．

Memo
拮抗薬は鎮静薬より半減期が短いため，拮抗薬を投与した場合，十分な注意を喚起する．鎮静薬を使用する場合，「車の運転は厳禁とする」ことが必須である．

Ⅲ 合併症に対する対処法

合併症予防のための基本は患者の観察である．大腸内視鏡検査を行うすべての患者に対して，検査前，検査施行中，検査後の脈拍，血圧のチェックは必須である．また，sedationを行う患者に対しては前述項目に加えてSaO_2のチェックも行う．検査中は患者の顔色や呼吸状態を観察する（内視鏡術者以外のものが望ましい）．またsedationを行う患者では呼吸循環動態の急速な変化に対応するための血管の確保は必須である．これらの条件が整った下で呼吸循環動態の合併症に対して以下の対処を行う．

1．呼吸抑制

鎮静薬の直接作用（とくにベンゾジアゼピン系の薬剤で著明）のほか，鎮静による舌根沈下による気道狭窄，閉塞によっても低酸素血症が生じる．

パルスオキシメーターでSaO_2のモニターが90％未満になったら，

① 呼名して腹式で深呼吸を促す．これでSaO_2が上昇しない場合は，

② ①を継続しながら，経鼻カヌラで酸素を1～2lから投与を開始する．

③ ①，②でも改善のみられない場合は内視鏡操作を中断，腸管内の空気をできるだけ吸引し，拮抗薬の投与を行う．改善がみられれば検査を継続する．

④ ③にて改善がみられなければ，拮抗薬の追加投与を行い，検査を中止して，エアウェイ挿入による気道確保や場合によっては気管内挿管などSaO_2上昇に必要な処置を行う．

Memo
認知症などにより意思疎通の困難な患者に検査を行う場合には，sedation時に気道確保の目的で経鼻エアウェイの挿入も考慮する．

2．循環動態の変動

① 血圧の低下に対しては，内視鏡操作を中断，腸管内の空気をできるだけ吸引し，点滴速度を速め，再度血圧を測定する（迷走神経反射による血圧の低下が多い）：ラクテックG®注（500ml）の急速静注

② ①でも血圧の上昇がみられなければ，検査を中止し，昇圧薬の投与を行う：エホチール®注（10mg）を生理食塩水（生食）20mlに溶解し，1回2～3mgずつ静注し，血圧を測定する．

徐脈を伴う場合には硫酸アトロピン注（0.5mg）を1回0.25mg静注を行う．

Step 1 基礎知識の習得

③ 血圧の異常上昇に対して：状況にもよるが，収縮期血圧が200mmHg を超える場合に降圧薬の投与を考慮する．収縮期血圧が140mmHg 以下になるよう薬剤を投与する．

ヘルベッサー®注（50mg）を生食 20m*l* に溶解し，1 回 10～15mg ずつ静注し，血圧を測定する．

Memo
徐脈に注意が必要．

Ⅳ 鎮静薬の種類（表 1）

1．ベンゾジアゼピンの特徴

速やかな中枢神経作用を有し，催眠作用，鎮静作用，抗不安作用，健忘作用，抗痙攣作用，筋弛緩作用を有する．投与量によって刺激に対して反応がみられ抗不安作用を有する状態から，鎮静作用を有するレベル，さらには意識消失と反応の抑制が生じる麻酔のレベルまでさまざまである．中枢性呼吸抑制が用量依存性にみられ，慢性の呼吸器疾患を有する患者では，より強い呼吸抑制が早期から生じる．循環器系への影響は非常に少ない．

2．おもなベンゾジアゼピン系薬剤の使用法

内視鏡検査時の使用において保険適応が認められ査定されにくいものはジアゼパムである．

1）ジアゼパム

● **使用法**：ジアゼパム単独投与では静注 5～10mg

ジアゼパムの最大の効果は，催眠量以下の量での抗不安作用である．投与時に一定の割合で血管痛をみる．持続時間（半減期 35 時間）も長い．5～10mg の投与でも呼吸抑制を生じるので注意する．とくに，肝障害があると効果が遷延することが多く，呼吸停止も生じるので注意が必要である．

2）フルニトラゼパム

● **使用法**：ロヒプノール®0.004～0.03mg／kg
　　　　　サイレース®0.004～0.03mg／kg

ジアゼパムに比べより強い鎮静作用を有する．循環系への影響はほとんどない．血管痛がジアゼパムに比べて少ない．追加投与は 0.002 mg／kg を静注で行う．

3）ミダゾラム

● **使用法**：0.02～0.04mg／kg

血管痛もなく，速効性，作用持続時間（2～6 時間）も短い．半減期はジアゼパムの 1／10 である．その鎮静効果はジアゼパムより

表1 内視鏡時のsedationに用いられるおもな薬剤とその副作用

薬剤名	通常使用量	特徴	副作用	拮抗薬
鎮静薬（商品名）				
ベンゾジアゼピン系 ジアゼパム （セルシン，ホリゾンなど）	5〜10mg	・正常な意識・行動に影響せず鎮静作用	・呼吸抑制，錯乱，血圧低下，徐脈	フルマゼニル （作用時間30〜60分） （アネキセート）
フルニトラゼパム （ロヒプノール，サイレース）	0.004〜0.03mg/kg	・作用発現が早い ・作用持続時間が比較的短い ・半減期7時間	・無呼吸，呼吸抑制，舌根沈下，血圧低下，徐脈，錯乱	フルマゼニル （作用時間30〜60分） （アネキセート）
ミダゾラム （ドルミカム）	0.02〜0.04mg/kg	・作用時間が早い ・持続時間が短い ・半減期2時間	・無呼吸，呼吸抑制，舌根沈下，血圧低下，不整脈，せん妄	フルマゼニル （作用時間30〜60分） （アネキセート）
鎮痛薬（商品名）				
麻薬拮抗性鎮痛薬 ペンタゾシン （ソセゴン）	15〜30mg	・鎮痛効果が高い ・半減期1時間	・呼吸抑制，ショック，血圧上昇（心筋梗塞患者）	塩酸ナロキソン （作用時間90〜120分）
麻薬 塩酸ペチジン （オピスタン）	35〜70mg	・取り扱いが煩雑 ・鎮痛作用とアトロピン様作用がある ・半減期4時間	・呼吸抑制，頻脈，錯乱	塩酸ナロキソン （作用時間90〜120分）

も強く，呼吸抑制が起こりやすく，投与時の呼吸状態に十分注意する．0.15mg/kg以上では一過性の無呼吸の頻度が増えるので注意が必要である．

V 鎮痛薬の種類（表1）

1. 塩酸ペチジン（オピスタン®）

●**使用法**：オピスタン®35mg（1A）を用いる．疼痛が強い場合は生食10mlにオピスタン35mgを希釈し，10〜15mgずつ間欠的投与，投与量は50mgまで（麻薬であり取り扱いが煩雑）．

強力な中枢性鎮痛作用を有する合成麻薬．鎮静薬との併用で呼吸抑制が相乗的に起こりやすく注意が必要．

2. ペンタゾシン（ソセゴン®）

●**使用法**：ソセゴン®15mg（1A）または30mg（1A）を用いる．疼痛が強い場合は15mg追加投与，投与量は30mgまで．

Step 1　基礎知識の習得

非麻薬性の中枢性鎮痛薬．鎮静薬との併用で呼吸抑制が相乗的に起こりやすく注意が必要．悪心・嘔吐の副作用あり．また，依存性の患者に使用注意．

Ⅵ 拮抗薬の種類（表1）

1．フルマゼニル

●**使用法**：0.2mgを用いる．投与後4分以内に覚醒が得られなければ0.1mgを追加，以後必要に応じて0.1mg追加．

ベンゾジアゼピンの拮抗薬である．半減期は49〜52分であり，ベンゾジアゼピンより短い．30〜60分の拮抗が認められる．

フルマゼニルは代謝が速いため，その効果はベンゾジアゼピンより短いため，鎮静薬の作用が再び出てくる場合がある．代謝の速いミダゾラムではこの現象が起こりにくいが，他のベンゾジアゼピンでは注意が必要である．

2．塩酸ナロキソン

●**使用法**：0.2mg 1回を用いる．効果が不十分であれば，2〜3分間隔で0.2mgを1〜2回追加投与．

合成麻薬拮抗薬である．モルヒネ，ペンタゾシンなどの拮抗性鎮痛薬による呼吸抑制に拮抗する．半減期は64分である．90〜120分の拮抗がみられる．

おわりに

鎮静・鎮痛薬は適切な量の投与で被検者・検者ともに快適で安全な検査，治療が可能となる．一方，過少では無効であり，過剰投与では意識消失，血圧低下，呼吸停止などの合併症を起こすばかりでなく，治療時に痛み刺激に反応しないため，穿孔などの重篤な合併症を引き起こす原因にもなりうる．「苦痛の少ない大腸内視鏡検査」という患者のニーズは今後ますます高まっていくと考えられ，sedationは今後さらに重要になると考えられる．したがって大腸内視鏡を行う内視鏡医として鎮静・鎮静薬に関する知識は必須の項目となり，sedationの技術は必須の技術として習熟が求められるものと考えられる．

（斉藤裕輔）

参考文献

1) 峯　徹哉，竹下公矢，上西紀夫：Sedationガイドライン．日本消化器内視鏡学会卒後教育委員会：消化器内視鏡ガイドライン（第3版）．医学書院，東京，2006

Step 1 基礎知識の習得

7 モニタリングの必要性

★チェックポイント★

□ 大腸内視鏡検査により呼吸循環動態にどのような変化が起こるかを知り，モニタリングが必要な患者には積極的に行うことが望ましい．
□ 患者状態の把握には肉眼で患者を観察すること以外に，血圧・心電図波形・動脈血酸素飽和度をモニタリングする必要がある．実際のモニタリング方法や検査中止の目安について述べた．
□ 緊急内視鏡時は全身状態が不良である症例も多いことから，モニタリングはさらに重要になる．また緊急事態に備え，酸素や挿管のセット，除細動器をはじめ心肺蘇生薬や気管支拡張薬などの薬も常備しておかなければならない．

はじめに

　今日の内視鏡検査はスクリーニング目的から治療まで適応範囲も拡大している．また高齢化社会を迎え，全身状態の悪い症例や心肺合併症を有する症例においても検査を実施する機会が増加している．さらに吐血や下血などによる緊急内視鏡検査を必要とする場面にもしばしば遭遇する．内視鏡医はいかなる症例でも安全に検査を行うべきであり，本項では，内視鏡検査・治療を安全に行ううえでのモニタリングの必要性について述べる．

I モニタリング

1. 大腸内視鏡時の呼吸循環動態

　1997年に報告された日本消化器内視鏡学会の「内視鏡実施時の循環動態研究委員会報告」[1]によると，鎮静薬使用により著明な脈拍増加，血圧低下，動脈血酸素飽和度低下が認められており，高齢者や基礎疾患（肺気腫，肺線維症，慢性心不全，狭心症，陳旧性心筋梗塞など）のある患者ではさらに著明な血圧低下が認められている．

> **Memo**
> 検査前の不安や緊張から頻脈や過換気気味になる患者もおり，医療スタッフは安心感を与えるよう努める．

また伊東ら[2)〜4)]の検討では，内視鏡検査時には交感神経，副交感神経活動ともに大きく変動しているとの結果が出ている．それは消化管に内視鏡が通過する際の反射や検査に対する不安，前処置および急激な腸管壁の伸展による迷走神経反射によると考えられており，それにより徐脈や不整脈が起こりやすくなる．また腸管内に大量の送気が行われると，冠動脈への血流が減少し，虚血性心疾患を誘発する危険性もある．

2. モニタリングの必要性

上記のように高齢者・基礎疾患のある患者に大腸内視鏡検査を行う場合や，とくに鎮静薬を使用する際は呼吸循環動態に変動が起こる可能性が高いため，患者の変化をできるだけ早期に発見して適切な処置を行い，偶発症を未然に防がなければならない．その方法として有用であるのが血圧，脈拍，心電図，および動脈血酸素飽和度のモニタリングである．

II モニタリング方法

> **Memo**
> 鎮静薬を投与した後の血圧や血中酸素飽和度低下は約3〜5分の間に多く，とくに注意を要する．

患者の状態を把握するために一番簡便な方法は肉眼で患者を観察することである．声かけに対する反応や顔色，呼吸状態などを観察する．急に意識が朦朧となったり，あくびを頻回にする場合は送気で腸管壁が過伸展され，迷走神経反射が起こっているサインである．また鎮静薬を使用しているときは，いびきなど舌根沈下のサインがないか観察することも大切である．しかし肉眼的観察ですべてを把握することは不可能である．検査中の呼吸循環動態をできるだけ詳しく把握するためには脈拍，収縮期血圧，拡張期血圧，心電図および動脈血酸素飽和度を空白なくモニタリングすることが必要である．できればこれらを装備した自動患者監視装置（心電図や動脈血酸素飽和度の波形の変化などにより，血圧の測定間の空白時間においても血圧変動をリアルタイムに知ることが可能）を用いて，前投薬の段階から検査や治療終了後まで持続的にモニタリングを行うのが理想的である．そしてモニタリング画面は常に検査・治療医師が確認できるように配置する（図参照）．術者は内視鏡操作や治療に意識を集中するあまりモニタリングに注意できなくなるケースも少なくなく，意識的にモニタリング画面を確認するように心がけ，周囲の看護師や内視鏡技師も観察を行うことが重要である．

モニタリングを行うにあたって，検査中止の目安とする血圧や動

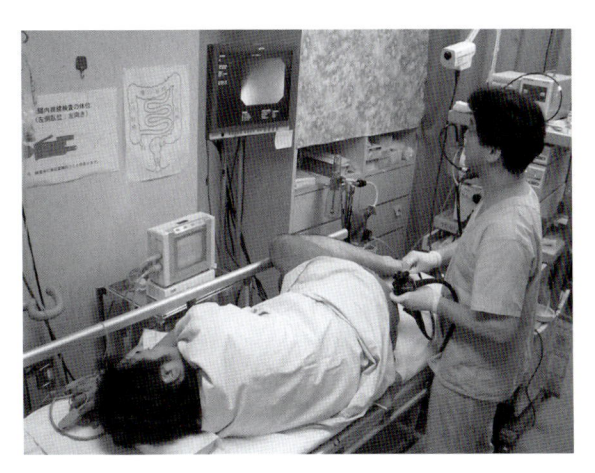

7. モニタリングの必要性

図

脈血酸素飽和度の具体的な数値に関するガイドラインはない．それはもともとの個体差があり一概にはいえないためであるが，日本消化器内視鏡学会リスクマネージメント委員会では，パルスオキシメーターで動脈血酸素飽和度が90%を下回る場合や，脈拍が一定の範囲を逸脱した場合にはアラームが鳴るように設定することを推奨している[5]．われわれは動脈血酸素飽和度が低下した場合でも，経鼻で毎分1〜3l程度の酸素投与により安定する場合は検査・治療は続行してよいと考えている．しかしそれでも低下する場合は，鎮静薬を使用していれば拮抗薬を投与し，検査・治療の中止が必要と考えられる．

血圧に関しては収縮期血圧90mmHgを目安とする施設が多いようである．しかし，もともと血圧が低めの症例に関しては，検査前の収縮期血圧からの低下が15〜20%程度で安定している場合には，全身状態を注意深く観察しながら検査・治療は続行可能と考えている．

Ⅲ 緊急内視鏡時のモニタリングの必要性

緊急大腸内視鏡はおもに下血症例で行われることが多い．全身状態が安定していれば待機的に内視鏡検査を行うことも可能であるが，緊急に検査を施行しなかったことで適切な治療が行われなかったり，再出血などでさらに状態を悪くしないためにもタイミングを逃さないようにしなければならない．しかし通常の検査に比べ血圧，脈拍などに異常を伴う症例が多いことからモニタリングは必須である．

Step 1　基礎知識の習得

　緊急内視鏡を行う前には，バイタルサインのチェック，採血検査，X線検査，アナムネーゼの詳細な聴取などで全身状態を把握する．ショック状態にあるときは，まずショックからの離脱に努め，全身状態が安定し，維持できる状態となれば検査を行う．緊急時には血液や便の貯留で視野が不良なことも多く，無理な操作や過剰な送気は腹痛を増強させたり，出血の助長や穿孔などの偶発症を引き起こす可能性があるため，モニタリングを行いながら患者の全身状態をよく観察し，慎重に検査を行う必要がある．

Ⅳ　緊急事態に備えた機材

> **Memo**
> すべての患者に対し，内視鏡を実施する前には少なくとも既往歴・服薬情況・薬剤アレルギーの有無について把握しておく必要がある．

　緊急処置に必要な薬品や輸液，救急蘇生具などは内視鏡室内に常備しておき，必要時すぐに使用できるようにしておかなくてはならない．

　具体的な機材にはアンビューバック・マスク・酸素ボンベなど酸素のセット，喉頭鏡・挿管チューブなどの挿管セット，生理食塩水・乳酸加リンゲル液・ブドウ糖液などを含めた点滴セット，除細動器などである．薬剤ではエピネフリン・ノルエピネフリンなどの心肺蘇生薬，リドカイン・硫酸アトロピンなどの抗不整脈薬，そのほか気管支拡張薬，硝酸剤，ステロイド剤，ベンゾジアゼピン系薬拮抗薬などは必要時すぐに使用できるように救急セットとして常備しておく必要がある．

　またハイリスク患者に対して内視鏡検査や内視鏡治療を行う場合には，呼吸循環動態の急激な悪化に備え，薬剤投与などの処置が素早くできるように事前に血管確保をしておくとよい．

おわりに

　米国消化器内視鏡学会および英国消化器病学会では，内視鏡施行時の危険因子として高齢，心疾患，呼吸疾患，肝・腎疾患，極度の肥満者などをあげている[6),7)]．それぞれの患者の全身状態を検査・治療医が責任をもって把握し，呼吸循環動態に変動をきたす可能性のある患者には積極的にモニタリングを行うことが推奨される．

文　献

1) 中澤三郎, 浅香正博, 小越和栄, 他：内視鏡実施時の循環動態研究委員会報告. Gastroenterol Endosc 39；1644-1649, 1997
2) 伊東　進：上部内視鏡検査時の循環動態. 鈴木博昭 編：消化器内視鏡のコツと落とし穴. 20-21, 中山書店, 東京, 1997
3) Saijo T, Nomura M, Nakaya Y, et al：Assessment of autonomic nervous activity during gastrointestinal

endoscopy : Analysis of blood pressure variability by tonometry. J Gastroenterol Hepatol 13 ; 816-820, 1998
4) Ochi Y, Nomura M, Okamura S, et al : Changes in autonomic nervous activity during endoscopic retrograde cholangiopancreatography : A possible factor in cardiac compolication. J Gastroenterol Hepatol 17 ; 1021-1029, 2002
5) 小越和栄, 多田正大, 熊井浩一郎, 他：消化器内視鏡リスクマネージメント. Gastroenterol Endosc 46 ; 2600—2609, 2004
6) Fleisher D : Monitoring the patient receiving conscious sedation for gastrointestinal endoscopy. Issues and Guidelines. Gastrointest Endosc 35 ; 262-266, 1989
7) American Society for gastrointestinal Endscopy (ASGE) : Sedation and monitoring of patients undergoing gastrointestinal endoscopic procedures. Gastrointest Endosc 42 ; 626-629, 1995

参考文献

1) 森　千春, 林　悦子, 前谷節子, 他：大腸内視鏡検査時の循環動態の検討. 埼玉県医学会雑誌 37(1) ; 89-94, 2001
2) 伊東　進, 浅香正博, 田尻久雄：呼吸循環動態モニタリングガイドライン. 日本消化器内視鏡学会 監：消化器内視鏡ガイドライン（第2版）. 10-16, 医学書院, 東京, 2002
3) 澤武紀雄, 棟方昭博, 酒井義浩：高齢者内視鏡ガイドライン. 日本消化器内視鏡学会 監：消化器内視鏡ガイドライン（第2版）. 157-163, 医学書院, 東京, 2002
4) Holm C, Rosenberg J : Pulse oximetry and supplemental oxygen during gastrointestinal endoscopy : a critical review. Endoscopy 28 ; 703—711, 1996

　　　　　　　（澤　優子, 鶴田　修, 唐原　健）

Step 1 基礎知識の習得

8 大腸内視鏡検査に関わる偶発症の実態

★チェックポイント★

□ 大腸内視鏡検査で多い偶発症は腸管穿孔（60.7%）と出血（20.5%）．
□ 腸管穿孔の好発部位はS状結腸（59.1%）．
□ 訴訟事例が増えているが，医師は防御的医療を行うのではなく，むしろ，患者の安全に配慮した慎重医療を目指すべき．

I 全国での発生状況

　消化器内視鏡関連の偶発症に関しては，日本消化器内視鏡学会が昭和58年から5年ごとに全国調査を行っている．その第4回調査（平成10年～平成14年）[1]の結果を見てみると，大腸内視鏡検査による偶発症の頻度は，0.07%（約14,000検査に1例），死亡率は0.001%（10万検査に1例）と報告されている（表）．

　大腸内視鏡検査による偶発症は，腸管穿孔が60.7%，出血が20.5%と，この二つで大部分を占める〔第3回調査（平成5年～平成9年）結果[2]〕．ほかに，ショック（2.4%），後腹膜炎（0.5%）などが報告されている．

　大腸内視鏡検査による死亡の大多数は腸管穿孔による（図1）．死亡例で腸管穿孔の原因となった手技をみると，図2に示されるように，観察によるものがほぼ半数を占めており，内視鏡の挿入自体に問題がある場合が多いことが窺われる．穿孔の好発部位はS状結腸である（図3）．

　腸管穿孔以外にも，心筋梗塞によると考えられる急性心不全や脳梗塞が死因である例も報告されている（図1）．これらは，検査に関連した脱水が誘因となった可能性がある．また，鎮静薬（ジアゼパム，フルニトラゼパムなど）や鎮痛薬（塩酸ペチジン）といった前処置薬剤による死亡例も消化器内視鏡関連の全死亡133例中14例（10.5%）に認められている．

8. 大腸内視鏡検査に関わる偶発症の実態

表　大腸内視鏡検査と偶発症

	検査数	偶発症数（%）	死亡数（%）
第1回調査（昭和58年～昭和62年）	395,320	278（0.07）	4（0.001）
第2回調査（昭和63年～平成4年）	1,346,469	688（0.05）	14（0.001）
第3回調査（平成5年～平成9年）	2,587,689	1,047（0.04）	21（0.001）
第4回調査（平成10年～平成14年）	2,945,518	2,038（0.07）	26（0.001）

〔文献1）から引用，一部改変〕

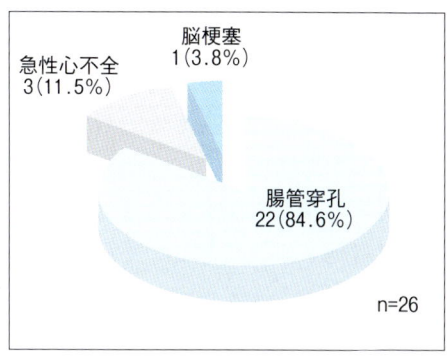

図1　大腸内視鏡検査による死亡原因
〔文献1）から作図〕

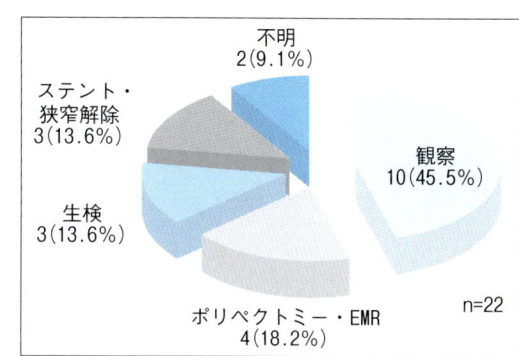

- 腸管穿孔 22（84.6%）
- 急性心不全 3（11.5%）
- 脳梗塞 1（3.8%）
- n=26

図2　腸管穿孔による死亡例の手技
〔文献1）から作図〕

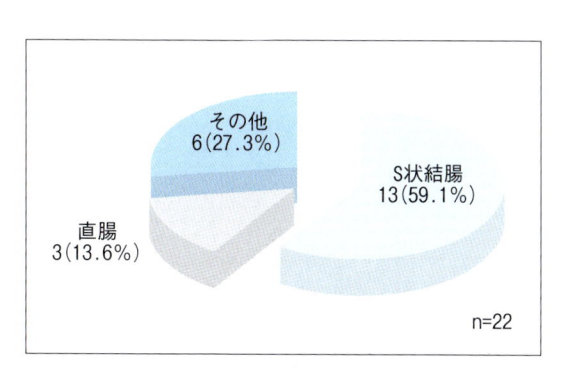

- 観察 10（45.5%）
- ポリペクトミー・EMR 4（18.2%）
- 生検 3（13.6%）
- ステント・狭窄解除 3（13.6%）
- 不明 2（9.1%）
- n=22

図3　腸管穿孔による死亡例の穿孔部位
〔文献1）から作図〕

- S状結腸 13（59.1%）
- その他 6（27.3%）
- 直腸 3（13.6%）
- n=22

　また，この全国調査に記載はないが，大腸内視鏡に特徴的な偶発症として，経口腸管洗浄剤投与後の腸管内圧の上昇による腸管穿孔がある．これに関連して，厚生労働省は平成15年9月に『経口腸管洗浄剤「ニフレック」等による腸管穿孔及び腸閉塞に関する緊急安全性情報』を公表している．それによると，平成12年3月から平成15年9月までの間に，5例の腸管穿孔（うち死亡例4例）が報告されている．

　医師賠償責任保険の保険金支払いがなされた案件の調査でも，消

化器内視鏡関連の案件のうち，大腸内視鏡検査の偶発症が関係したものが73％を占め，腸管穿孔が最多であると報告されている[3]．なかには，内視鏡下の洗浄に誤ってホルマリンが注入された事例や，70％アルコールが注入された事例も紹介されている．

II 大腸内視鏡検査の偶発症が関係した判例

医療訴訟も年々増加しているが，訴訟は医師（医療従事者）と患者の間の信頼関係が失われたために争いあう，最たる状態といえるであろう．近年，どの医療機関でもリスクマネジメントが重視され，事故防止の体制が整備されつつある．しかしながら，実際に訴訟に至った事例を，医師自らが分析して，医療現場がどのように対応すべきであったかを検討する機会は少ないと思われる．どのような事例が訴訟に至り，患者は何を訴えてきているのか，それに対して裁判所はどのように判断したのか，ということを私たち医師は十分に理解しておくべきだと思われる．というのも，判決で打ち出されている姿勢は，社会の医療に対する期待や医療従事者に求められる行為規範を示しているともいえるからである[4]．

ここでは，大腸内視鏡検査の偶発症が関係した判例を二つ簡潔に紹介する．いずれも検査中に腸管穿孔を生じた事例である．

【判例1】

（福岡地裁飯塚支部，平成10年10月12日判決，判例時報1700号106ページ）

【患　者】52歳，男性
【経　過】
平成6年，A病院で二人法による大腸内視鏡検査を受ける．
患者：内視鏡がS状結腸に達するあたりで，痛みを訴える．
助手のB医師：ちょっと様子をみたほうがよいのではないかとの趣旨で術者のC医師に，「無理ですよ」と声をかける．
C医師：「そこは患者に堪えてもらわなければならないところだから」と答える．そのとき，モニターは腸の管腔が見えず，赤っぽくなっている状態．
その後：モニターの画面が黄色くなり，穿孔が疑われ，内視鏡は抜去→緊急手術（S状結腸に1cmの穿孔あり）．
患者：BおよびC両医師の内視鏡操作に過失があったとして，A病院に損害賠償を求め提訴．
【裁判所の判断】患者側請求認容．A病院に約420万円の損害賠償

> を命じる.
> ・患者の腸管に脆弱性はない.
> ・C医師：ある程度の苦痛や抵抗はつきものであるとして，モニター画面や患者の苦痛に十分な注意を払わずスコープ操作について指示をした過失あり.
> ・B医師：手に伝わる抵抗感などから穿孔の危険を感じていながらも，C医師の指示に従って内視鏡を挿入した過失あり.

　大腸内視鏡検査の手技が問題とされた事例である．検査時には，被検者の苦痛に十分に注意を払う必要がある．この点に関し，裁判所も，被検者の苦痛に注意を払うためには，被検者が痛みで体を硬くしたりしていないか注意するばかりでなく，被検者にひどい痛みは我慢しないで申し出るよう説明するとか，絶えず痛みの具合を問いかけるなどして，被検者の苦痛の程度を確認する必要があると述べている．

　大腸内視鏡検査時の腸管穿孔は，腸管癒着の存在など腸管壁の脆弱性が認められないかぎり，この事例のように，担当医師に過失があったと認定されるように思われる．このような偶発症を起こさないためには，適切なトレーニングが重要なのはいうまでもない．

【判例2】

（岡山地裁，平成15年4月2日判決，裁判所ホームページ判例検索）

> 【患　者】70歳，男性
> 【既往歴】18歳時，虫垂炎→腹膜炎
> 【経　過】
> 　平成7年，腹部膨満感，便潜血陽性のため，A病院で大腸内視鏡検査を受けることになる．
> 　患者：担当医師に対し，もし腸に癒着があると，大腸内視鏡検査は難しいのではないかと尋ねる.
> 　担当医師：癒着の存在を念頭において，注意して検査すれば検査可能と答える.
> 　検査中：S状結腸のあたりで，痛みと同時に穿孔→緊急手術
> 　患者：大腸内視鏡検査の手技上の過失および危険性に関する説明が不十分であったと，A病院に損害賠償を求め提訴.
> 　【裁判所の判断】患者側請求を認容．A病院に約170万円の損害賠償を命じる.
> ・痛みと穿孔がほぼ同時→手技上の過失なし.
> ・大腸内視鏡検査：避けられない穿孔，出血あり.

> 検査に当たっては，その危険性の具体的な内容について説明し，被検者に判断の資料を与えるべき→説明義務違反あり．

　この事例は，手技とともに検査に関するインフォームド・コンセントの内容も問題とされた事例である．裁判所は，大腸内視鏡検査において，偶発症として内視鏡挿入中に腸管穿孔というが重大な結果が生じる危険性があることから，検査に当たっては，その危険性について具体的な内容について説明し，被検者に検査を受けるかどうかの判断の資料を与えるべき，と述べている．すなわちこの事例では，腹膜炎の既往があることから，腸管癒着が生じている可能性があるため，腸管癒着が生じていない場合に比べて，穿孔が発生しやすいことや他の方法（注腸造影）について説明する必要があったと思われる．

　この事例のように病院側が検査・治療に伴う危険性を患者側に伝えない，もしくは低く伝えることにより，患者との間にトラブルが生じやすくなることが指摘されている．検査の目的とともに，その危険性などに関する正しい情報の下で患者が検査・治療を受けるかどうかを決定するプロセスを侵害してはならないことを示した事例といえよう．

III　判例から何を学ぶべきか

　医療訴訟の増加から，医師が防御的医療（defensive medicine）を行う傾向がみられ，必要以上に検査を行ったり他医に紹介するなどして，業務の滞りや医療経済の悪化など，さまざまな弊害が出ていることが指摘されている．われわれの調査でも，わが国の98％の医師が防御的医療を行っており，その頻度は訴訟大国の米国と比べても大きな差がないことが明らかとなった（図4)[5]．これは望ましいことではない．われわれ医師は，個々の判例が，医師に何をどこまでを求めているのか，すなわち，法的な医療水準をきちんと理解することを通して（この法的医療水準は，当然，われわれの考える，あるべき医療水準から導き出されるものである），防御的医療ではなく，むしろ，患者の安全に十分に配慮した慎重医療（careful medicine）を目指すことこそが大切であると強調したい．過去の失敗を繰り返さないためにも，判例の検討は有意義なことである．医療事故訴訟に関する判決文は，裁判所ホームページ（http://www.courts.go.jp）の判例検索のコーナーからでも入手可能である．今後，

実際に訴訟に至った事例を分析して，医療現場がどのように対応すべきであったかを検討する取り組みが，多くの施設や個々の医師のなかで積極的になされ，同じ失敗を繰り返さない，安全で，患者側に満足してもらえるようなより良い医療につながることを期待している．

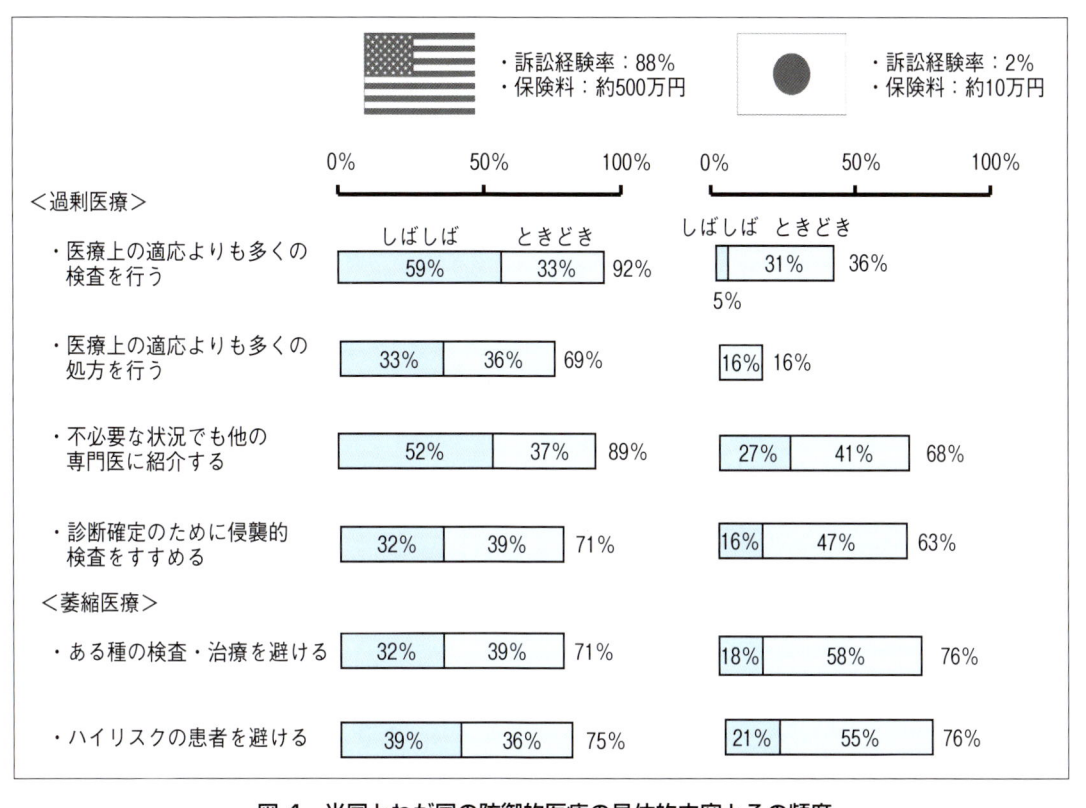

	米国	日本
訴訟経験率	88%	2%
保険料	約500万円	約10万円

<過剰医療>
- 医療上の適応よりも多くの検査を行う: 米国 しばしば59%／ときどき33%／計92%，日本 しばしば5%／ときどき31%／計36%
- 医療上の適応よりも多くの処方を行う: 米国 33%／36%／69%，日本 16%／16%
- 不必要な状況でも他の専門医に紹介する: 米国 52%／37%／89%，日本 27%／41%／68%
- 診断確定のために侵襲的検査をすすめる: 米国 32%／39%／71%，日本 16%／47%／63%

<萎縮医療>
- ある種の検査・治療を避ける: 米国 32%／39%／71%，日本 18%／58%／76%
- ハイリスクの患者を避ける: 米国 39%／36%／75%，日本 21%／55%／76%

図4 米国とわが国の防御的医療の具体的内容とその頻度
〔文献5）から作図〕

文献

1) 金子栄蔵，原田英雄，春日井達造，他：消化器内視鏡関連の偶発症に関する第4回全国調査報告―1998年より2002年までの5年間．Gastroenterol Endosc 46；54-61, 2004
2) 金子栄蔵，原田英雄，春日井達造，他：消化器内視鏡関連の偶発症に関する第3回全国調査報告―1993年より1997年までの5年間．Gastroenterol Endosc 42；308-313, 2000
3) 木村 健，井戸健一，酒井義浩，他：日本消化器病学会―保険金支払い案件（消化器分野）の集計からみた医療事故の実態．中澤三郎 編：消化器診療における医療事故と安全対策. 12-22, 日本メディカルセンター，東京，2001
4) 日山 亨，日山恵美，吉原正治，他：判例に学ぶ消化器医療のリスクマネジメント．日本メディカルセンター，東京，2005
5) Hiyama T, Yoshihara M, Tanaka S, et al：Defensive medicine practice among gastroenterologists in Japan. World J Gastroenterol 12；7671-7675, 2006

（日山 亨，吉原正治，田中信治）

Step 1 基礎知識の習得

9 内視鏡の構造とトラブル時の対処方法

I 内視鏡の構造と各部の名称

1. 内視鏡システム

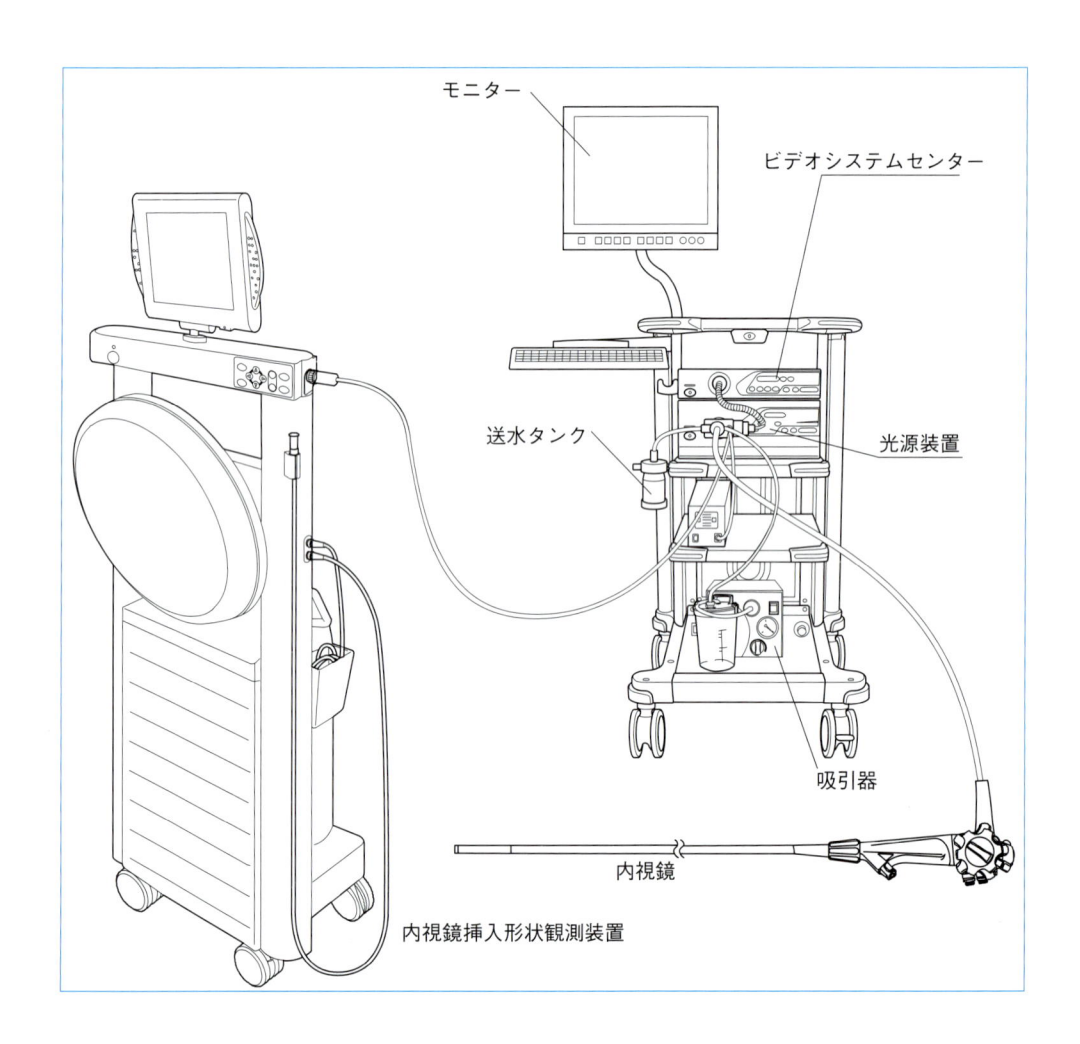

モニター
ビデオシステムセンター
送水タンク
光源装置
吸引器
内視鏡
内視鏡挿入形状観測装置

2. 内視鏡

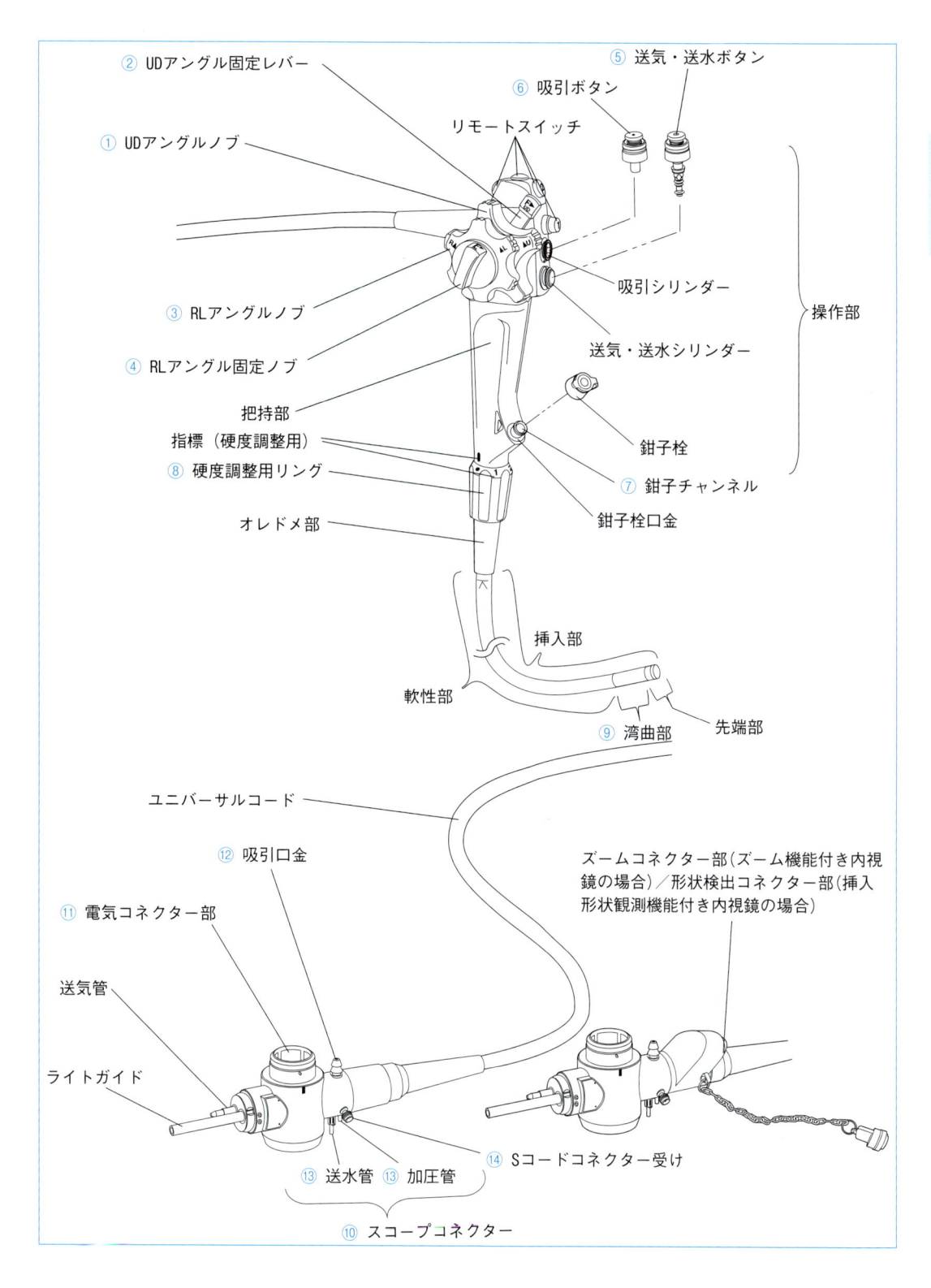

① UDアングルノブ
② UDアングル固定レバー
③ RLアングルノブ
④ RLアングル固定ノブ
⑤ 送気・送水ボタン
⑥ 吸引ボタン
⑦ 鉗子チャンネル
⑧ 硬度調整用リング
⑨ 湾曲部
⑩ スコープコネクター
⑪ 電気コネクター部
⑫ 吸引口金
⑬ 送水管
⑬ 加圧管
⑭ Sコードコネクター受け

リモートスイッチ
吸引シリンダー
送気・送水シリンダー
操作部
把持部
鉗子栓
鉗子栓口金
指標（硬度調整用）
オレドメ部
挿入部
軟性部
先端部
ユニバーサルコード
ズームコネクター部（ズーム機能付き内視鏡の場合）／形状検出コネクター部（挿入形状観測機能付き内視鏡の場合）
送気管
ライトガイド

Step 1 基礎知識の習得

9. 内視鏡の構造とトラブル時の対処方法

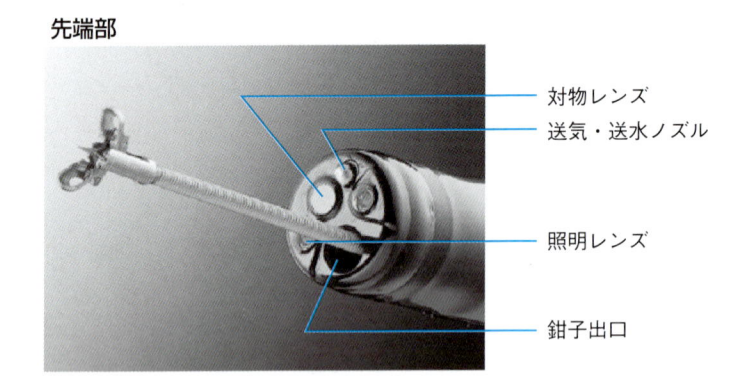

Step 1　基礎知識の習得

先端部

- 対物レンズ
- 送気・送水ノズル
- 照明レンズ
- 鉗子出口

内視鏡の主な部位の機能（①〜⑭は前ページの図中番号と対応している）

① UDアングルノブ：「▲U」方向へ回すと，湾曲部はUP（上）方向へ，「D▲」方向へ回すとDOWN（下）方向へ湾曲する．
② UDアングル固定レバー：「F▶」方向へ動かすとUDアングルは自由に操作でき，逆方向へ動かすとUDアングルを所望の位置でおおむね固定できる．
③ RLアングルノブ：「R▲」方向へ回すと，湾曲部はRIGHT（右）方向へ，「▲L」方向へ回すとLEFT（左）方向へ湾曲する．
④ RLアングル固定ノブ：「F▶」へ回すとRLアングルは自由に操作でき，逆方向へ回すとRLアングルを所望の位置でおおむね固定できる．
⑤ 送気・送水ボタン：ボタンの穴を指でふさぐと送気する．送気によって対物レンズ面に残った水滴や付着した粘液を除去する．穴をふさいだまま押し込むと送水し，対物レンズ面を洗浄する．
⑥ 吸引ボタン：ボタンを押し込むと吸引して，体内の粘液の除去や空気の排出ができる．
⑦ 鉗子チャンネル：以下のような機能がある．
　　・処置具の挿通
　　・体内の粘液や空気の吸引
　　・送液（鉗子栓にシリンジを取り付けて行う．）
⑧ 硬度調整用リング：このリングを操作することで，挿入部を硬くしたり，軟らかくしたりすることができる．
⑨ 湾曲部：UDアングルノブとRLアングルノブを操作することにより所望する方向に湾曲する．
⑩ スコープコネクター：光源装置に接続することにより，光源装置の光を内視鏡に伝達する．
⑪ 電気コネクター部：ビデオシステムセンターと接続する．
⑫ 吸引口金：吸引器の吸引チューブを接続する．
⑬ 送水管と加圧管：送水タンクを接続して，滅菌水を内視鏡の先端に供給する．
⑭ Sコードコネクター受け：高周波焼灼装置に接続されているSコードを接続する．Sコードを接続することによって，内視鏡からの高周波漏れ電流を高周波焼灼電源装置に戻す．

3. 内視鏡の管路

1）送気機能

送気・送水ボタンの穴を指でふさぐと，先端部の送気・送水ノズルから送気します．

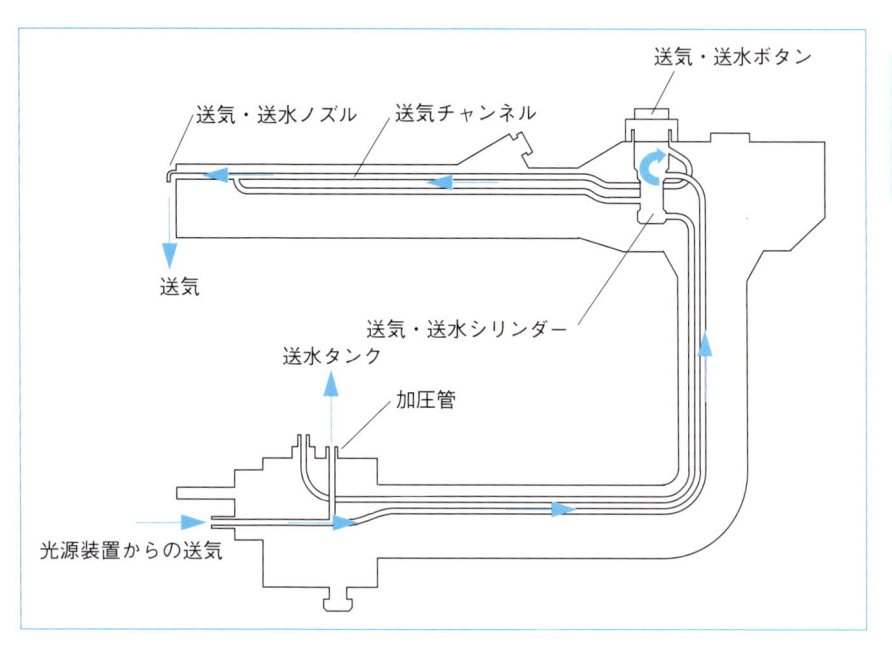

2）送水機能

送気・送水ボタンの穴をふさいだまま送気・送水ボタンを押し込むと，対物レンズ面に送水します．

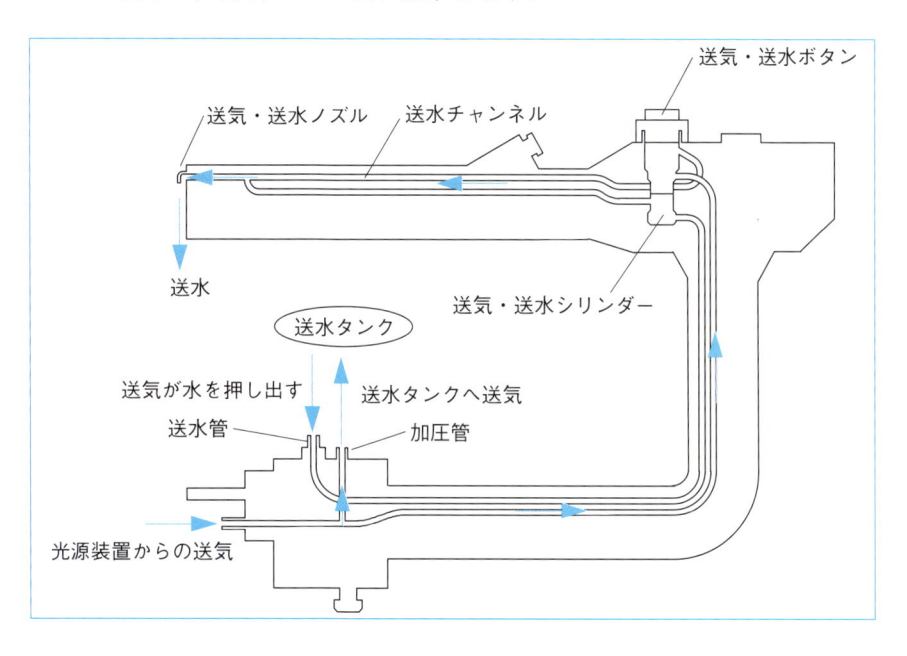

3）吸引機能

吸引ボタンを押し込むことによって，体腔内の液体と内視鏡先端に付着している粘液を吸引します．

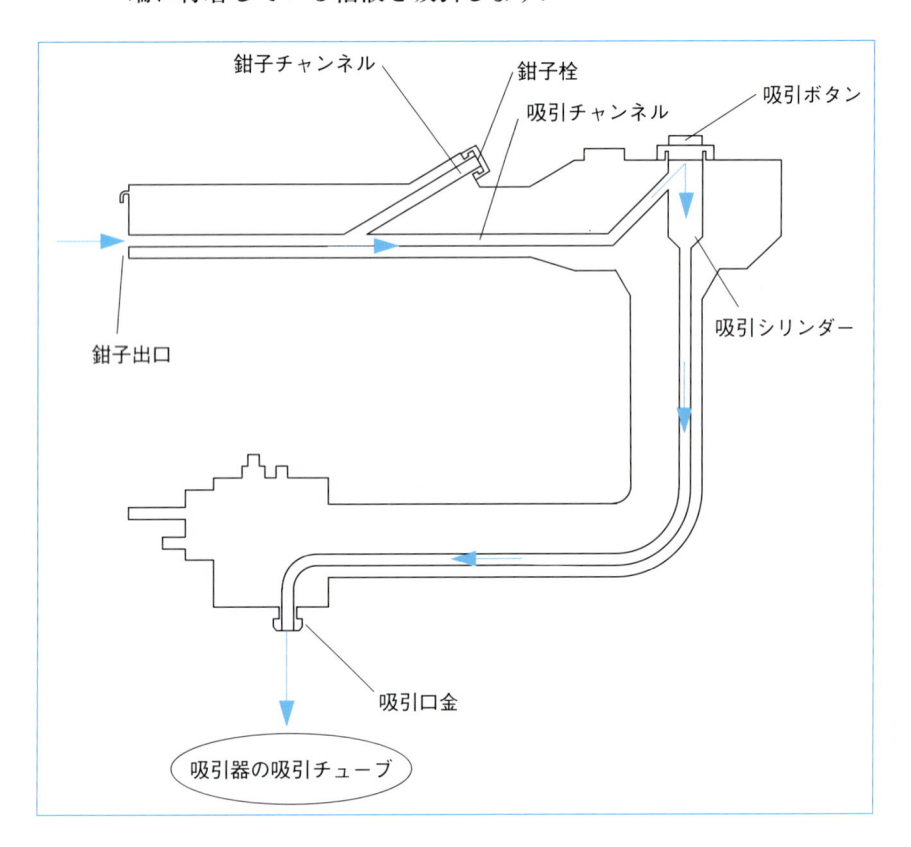

Ⅱ 異常の見分け方と対処方法

1．機器の設定の不良や消耗品の劣化などにより起こる異常の場合

次の表に機器の設定の不良や消耗品の劣化などにより起こりうる異常の原因と対処方法を示します．

これ以外の異常や故障が発生した場合は修理が必要です．

点検したときに，なんらかの異常が疑われた場合は，次の表に従って対処してください．

それでも正常な状態に戻らない場合は使用しないでください．

■ アングル

異常内容	原因	対処方法
アングルノブの操作力量が重い	UDアングル固定レバーまたはRLアングル固定ノブがロックされている	アングル固定レバーまたはアングル固定ノブを「F▶」方向に回してください

9. 内視鏡の構造とトラブル時の対処方法

■ 送気・送水

異常内容	原因	対処方法
空気が出ない	光源装置の送気が停止になっている（エアポンプが作動していない）	光源装置のエアポンプを作動させます
	送気・送水ボタンが破損している	新しい送気・送水ボタンに取り替えてください
水が出ない	光源装置の送気が停止になっている（エアポンプが作動していない）	光源装置のエアポンプを作動させます
	送水タンクに滅菌水が入っていない	送水タンクの指定水位の上限まで滅菌水を入れてください
	送気・送水ボタンが破損している	新しい送気・送水ボタンに取り替えてください
送気・送水ボタンの作動が重い	送気・送水ボタンが汚れている	送気・送水ボタンをはずして，洗浄，消毒（または滅菌）し，それを再び装着してください
	送気・送水ボタンが破損している	新しい送気・送水ボタンに取り替えてください
送気が止まらない	送気・送水ボタンが破損している	光源装置の送気を停止してください．その後，新しい送気・送水ボタンと交換してください
送水が止まらない	送気・送水ボタンが破損している	光源装置の送気を停止してください．その後，新しい送気・送水ボタンと交換してください

■ 吸引

異常内容	原因	対処方法
吸引できない，または吸引量が少ない	鉗子栓が正しく装着されていない	鉗子栓を正しく装着してください
	鉗子栓が破損している	新しい鉗子栓に取り替えてください
	吸引器の出力設定が低い	吸引器の『取扱説明書』に従って，吸引器を適切に設定してください
	吸引ボタンが破損している	新しい吸引ボタンに取り替えてください
吸引ボタンの作動が重い	吸引ボタンが汚れている	吸引ボタンをはずして，洗浄，消毒（または滅菌）し，それを再び装着してください
	吸引ボタンが破損している	新しい吸引ボタンに取り替えてください
鉗子栓から液が漏れる	鉗子栓が破損している	新しい鉗子栓に取り替えてください
	鉗子栓が正しく装着されていない	鉗子栓を正しく装着してください
吸引が止まらない	固形物や粘度の高いものを吸引したことにより，吸引ボタンが詰まっている	スコープコネクターの吸引口金から吸引チューブを取りはずして，吸引を止めてください．その後，吸引ボタンを取りはずして固形物を除去してください

■ 画像

異常内容	原因	対処方法
画像が表示されない	いずれかの機器の電源が切れている	すべての機器の電源スイッチを入れてください

Step 1 基礎知識の習得

Step 1　基礎知識の習得

■ 画像

異常内容	原因	対処方法
正常な画像が出ない	ビデオシステムセンターの組み合わせが違う	適正な組み合わせのビデオシステムセンターに接続してください
	光源装置の組み合わせが違う	適正な組み合わせの光源装置に接続してください
画像が鮮明でない	対物レンズが汚れている	送水して，汚物などを除去してください
	＜参考＞ 送気と吸引を同時に行うと，対物レンズ面の水滴を容易に除去できることがあります	
	＜参考＞ 内視鏡が冷えていると，対物レンズの表面に結露が生じ，内視鏡画像全体が曇って見える場合があります．その場合は，送水タンク内の滅菌水の水温を上げて（40〜50℃），使用してください	
画像がぼけている（ズーム機能付き内視鏡の場合）	ズームレバーが拡大方向に動いている	ズームレバーを広角方向に動かして，調整してください
内視鏡画像が暗い	測光方式の選択が適切でない	測光方式切替ボタンを適切に設定します
	明るさの調整が適切でない	光源装置の明るさを適切なレベルに調整します
	照診ランプが点灯していない	光源装置の照診ランプを点灯します
	照診ランプが古い	光源装置の照診ランプを新しい照診ランプに交換します
	非常灯に切り替わっている	光源装置の照診ランプを新しい照診ランプに交換します
	観察モニターのブライトネス設定が適切でない	観察モニターの『取扱説明書』に従って，適切に設定します
	観察モニターのコントラスト設定が適切でない	観察モニターの『取扱説明書』に従って，適切に設定します
内視鏡画像が明るすぎる	測光方式の選択が適切でない	測光方式切替ボタンを適切に設定します
	明るさの調整が適切でない	光源装置の明るさを適切なレベルに調整します
	観察モニターのブライトネス設定が適切でない	観察モニターの『取扱説明書』に従って，適切に設定します
	観察モニターのコントラスト設定が適切でない	観察モニターの『取扱説明書』に従って，適切に設定します
内視鏡画像の色が異常	ビデオシステムセンターの色調の設定が適切でない	色調を適切に設定します
	ホワイトバランスの調整が適切でない	ホワイトバランスを適切に設定します
	モニターケーブルの接続が適切でない	モニターケーブルを適切に接続します
	モニターケーブルが断線している	新しいモニターケーブルに交換します
	観察モニターのPHASE設定，CHROMA設定，色温度設定が適切でない	観察モニターの『取扱説明書』に従って，適切に設定します

9. 内視鏡の構造とトラブル時の対処方法

■ 硬度調整

異常内容	原因	対処方法
硬度調整用リングの操作力量が重い	挿入部がループしている	挿入部をまっすぐにしてください

■ 処置具

異常内容	原因	対処方法
処置具が鉗子チャンネルにスムーズに通らない	処置具の組み合わせが不適正である	組み合わせ可能な処置具を選んでください
処置具が挿入または抜去しづらい	内視鏡の湾曲がかかっている	内視鏡画像を観察しながら湾曲部をできるだけまっすぐにしてください

■ リモートスイッチ

異常内容	原因	対処方法
リモートスイッチが働かない	リモートスイッチを押し間違えている	適正なリモートスイッチを押してください
	リモートコントロールの機能設定が不適正である	リモートスイッチの機能を正しく設定してください

■ 内視鏡挿入形状観測

異常内容	原因	対処方法
内視鏡挿入形状観測装置の画像が出ない	内視鏡挿入形状観測装置の電源が切れている	内視鏡挿入形状観測装置の電源スイッチを入れてください
	内視鏡と内視鏡形状観測装置とが正しく接続されていない（ケーブルが正しく装着されていない）	内視鏡と内視鏡形状観測装置とを正しく接続してください（ケーブルを再度正しく装着してください）

Step 1　基礎知識の習得

2. 直ちに患者から内視鏡を引き抜く場合

　　　　　　　検査中に下記のような現象が生じた場合には，直ちに使用を中止して内視鏡を患者から引き抜いてください．

　　　　　　　内視鏡の引き抜き手順は次項の「3. 異常が生じた内視鏡の引き抜き」を参照してください．

異常内容	対処方法
内視鏡画像が予期せずに消えた	直ちに使用を中止して内視鏡を患者から引き抜いてください
内視鏡画像のフリーズが解除できない	
アングルノブが動かなくなった	
アングルノブを回しても内視鏡の視野が変化しない	
拡大と広角の切り替えができなくなった（拡大機能を使用の場合）	
硬度調整用リングが動かなくなった	
処置具が内視鏡から引き抜けなくなった	処置具の先端を閉じるか，またはシースの中に引き込んでから処置具と内視鏡を一緒に，内視鏡画像を見ながら体腔内を傷付けないように慎重に引き抜いてください

　　　　　　　内視鏡画像や機能に異常が生じ，自然に正常に戻る場合は，すでに内視鏡が故障している可能性があります．そのまま使用を続けると再度異常が生じ，正常に復帰しなくなるおそれがあります．この場合，直ちに使用を中止し，視野を確保しながらゆっくり引き抜いてください．

9. 内視鏡の構造とトラブル時の対処方法

3. 異常が生じた内視鏡の引き抜き

1. 観察画像を表示できる場合

- ビデオシステムセンター，光源装置，モニター，拡大観察コントローラー以外の周辺機器を使用している場合には，その電源を切ります
- ↓
- 特殊光観察画像が表示されている場合は，ビデオシステムセンター，光源装置にて通常光観察画像に切り替えます
- ↓
- ズーム付きの内視鏡を使用している場合は，ズームレバーを広角方向へ動かし，内視鏡画像をできるかぎり広角にします
- ↓
- ビデオシステムセンターの拡大機能を使用している場合は，拡大機能を解除します
- ↓
- 処置具を使用している場合は，処置具の先端を閉じるかシースに引き込み，処置具を内視鏡からゆっくり引き抜きます
- ↓
- 吸引ボタンを押し込んで，体腔内に残っている空気，血液，粘液および汚物を吸引します
- ↓
- 挿入部の硬さをできるだけ軟らかい状態にします（硬度可変機能）
- ↓
- UDアングル固定レバーとRLアングル固定ノブを「F▶」方向へ動かして，アングルの固定を解除します
- ↓
- 内視鏡画像を見ながら内視鏡を慎重に引き抜きます．また，スライディングチューブを使用している場合には，スライディングチューブと内視鏡を一緒に引き抜きます

2. 観察画像を表示できなくなったり，フリーズが解除できない場合

- ビデオシステムセンター，光源装置，モニター，拡大観察コントローラー以外の周辺機器を使用している場合には，その電源を切ります
- ↓
- ビデオシステムセンターと光源装置の電源を一度切り，再び電源を入れます
- ↓ 分岐
- (左) 通常光観察画像，特殊光観察画像いずれかの内視鏡画像が表示されたり，フリーズが解除された場合
  - ↓
  - ビデオシステムセンター，光源装置で表示される方の観察画像に切り替えます
  - ↓（左側の手順へ合流）
- (右) それでもすべての内視鏡画像が表示されなかったり，フリーズが解除できない場合
  - ↓
  - ビデオシステムセンター，光源装置，モニター，拡大観察コントローラーの電源を切ります
  - ↓
  - 処置具を使用している場合は，処置具の先端を閉じるかシースに引き込み，処置具を内視鏡からゆっくり引き抜きます
  - ↓
  - 挿入部の硬さをできるだけ軟らかい状態にします（硬度可変機能）
  - ↓
  - UDアングル固定レバーとRLアングル固定ノブを「F▶」方向へ動かして，アングルの固定を解除します
  - ↓
  - UDとRLアングルノブをニュートラルにし，両方のアングルノブから手を離します
  - ↓
  - 患者から内視鏡を慎重に引き抜きます．また，スライディングチューブを使用している場合には，スライディングチューブと内視鏡を一緒に引き抜きます

Step 1　基礎知識の習得

Step 1　基礎知識の習得

Ⅲ　故障と予防方法

1．内視鏡の主な故障

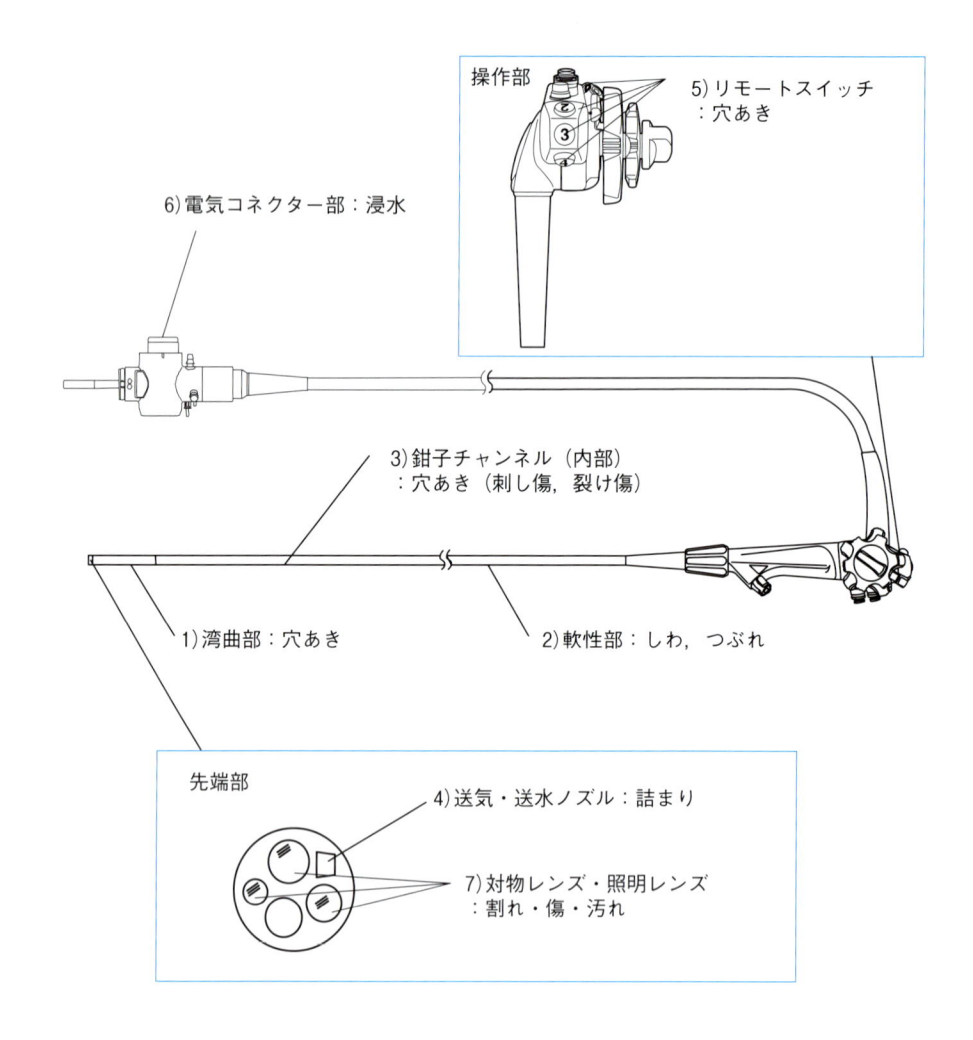

操作部

5)リモートスイッチ
：穴あき

6)電気コネクター部：浸水

3)鉗子チャンネル（内部）
：穴あき（刺し傷，裂け傷）

1)湾曲部：穴あき

2)軟性部：しわ，つぶれ

先端部

4)送気・送水ノズル：詰まり

7)対物レンズ・照明レンズ
：割れ・傷・汚れ

2. よくある故障原因と故障予防のための取り扱い方

1）湾曲部：穴あき

- 湾曲部は，非常に薄いゴムで覆われています．穴があいた状態で洗浄・消毒を行うと，水が浸入し，内部の部品の故障につながりますので，使用しないでください．
- 小さな穴の場合は外観上発見するのは困難です．洗浄・消毒前には必ず漏水テストを実施してください．

よくある故障原因	故障予防のための取り扱い方法
スコープコネクターや処置具等の鋭利な部分を湾曲部に接触させる	シンクなどで内視鏡や処置具を積み重ねておかない 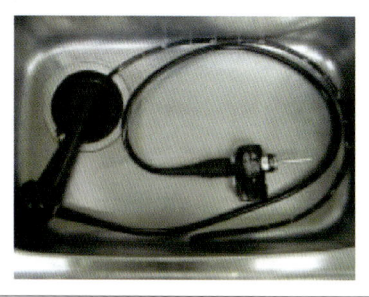
運搬時，内視鏡の湾曲部を周辺機器などにぶつける	図aのようにユニバーサルコードを巻いて，操作部と一緒にスコープコネクターを片手で把持し，挿入部の先端側をもう一方の手で軽く握って運搬します．湾曲部をぶつけないように運搬してください

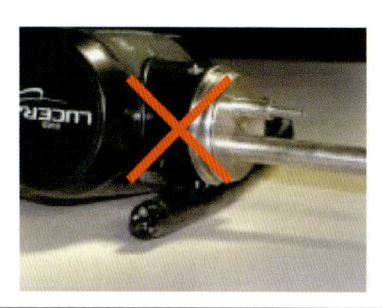

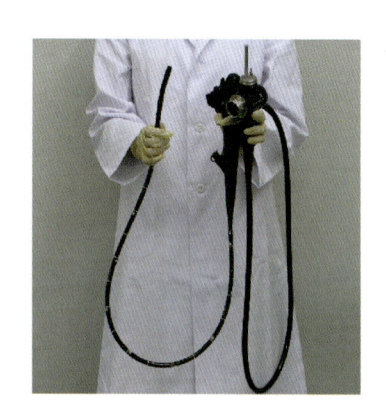

図a　内視鏡の運搬方法

2）挿入部：しわ，つぶれ

・挿入部にしわやつぶれが発生した場合は，機能に問題がなくても使用しないでください．挿入部が損傷した内視鏡を使い続けると，内部の部品の故障につながります．

よくある故障原因	故障予防のための取り扱い方法
保管，運搬，洗浄・消毒時に挿入部を小さく曲げる 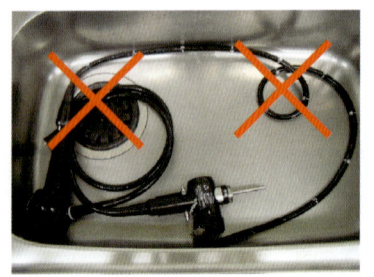	挿入部を小さく屈曲（直径12cm以下）させないでください 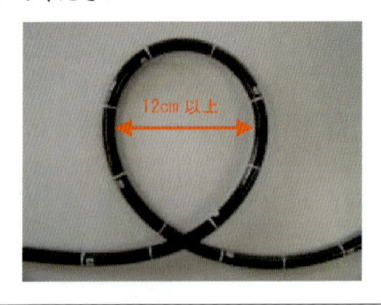
検査時に，ベッドに内視鏡のオレドメ部を押し付ける 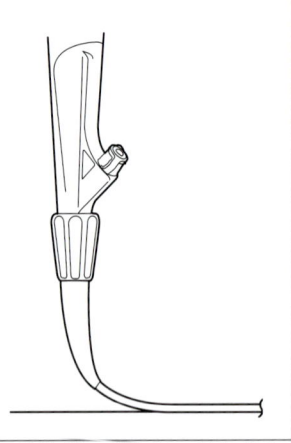	挿入部のオレドメ部の近傍を小さく屈曲させないでください．★印部分が10cm以下の状態で使用しないでください 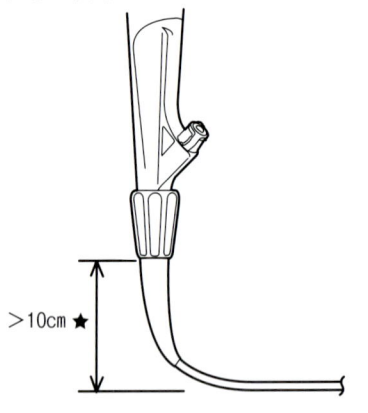
保管庫の扉や，洗浄機の蓋などで挿入部をはさむ	挿入部は長いので，はさまないように注意してください

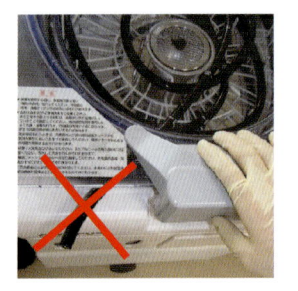

3）鉗子チャンネル：穴あき（刺し傷，裂け傷）

- 鉗子チャンネルに穴があいた状態で洗浄・消毒を行うと，水が浸入し，内部の部品の故障につながりますので，使用しないでください．
- 穴あきは外観上発見できません．洗浄・消毒前には必ず漏水テストを実施してください．

よくある故障原因	故障予防のための取り扱い方法
鉗子チャンネル内で注射針の針を出す	注射針のチューブから針を出したり引き込んだりする場合は，内視鏡先端から注射針を出した状態で行ってください
針を出したまま挿入，抜去する	
以下のような壊れた生検鉗子を使用する ①先端カップが閉じない ②先端カップがずれている ③針が著しく曲がっている（針付き生検鉗子）	生検鉗子を十分に点検し，左記の状態の生検鉗子は使用しないでください
無理な力で処置具を挿入・抜去する	処置具が挿入・抜去しづらい場合は，内視鏡画像を観察しながら湾曲部をできるだけまっすぐにしてください

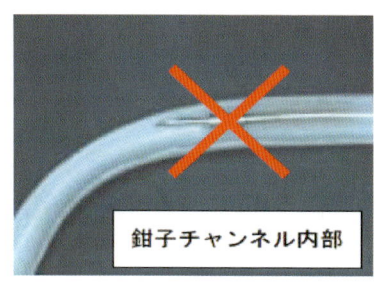

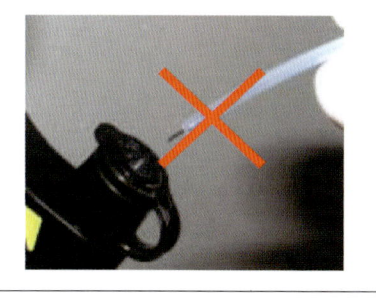

4）送気・送水ノズル：詰まり

- 送気・送水ノズルに詰まりを生じると，送気・送水機能に支障をきたすおそれがあります．使用前に送気・送水機能を点検し，送気量不足などの異常を感じた場合は使用しないでください．

よくある故障原因	故障予防のための取り扱い方法
送気・送水チャンネルを洗浄していない	検査毎に取扱説明書に従って，送気・送水チャンネルを洗浄してください
先端部を床にぶつけるなどして送気・送水ノズルを変形させてしまい詰まり易くなる	97頁・図aのようにユニバーサルコードを巻いて，操作部と一緒にスコープコネクターを片手で把持し，挿入部の先端側をもう一方の手で軽く握って運搬します．先端をぶつけないように運搬してください

5）リモートスイッチ：穴あき

- リモートスイッチは，薄いゴムで覆われています．
  穴があいた状態で洗浄・消毒を行うと，水が浸入し，内部の部品の故障につながりますので，使用しないでください．
- 小さな穴の場合は外観上発見するのは困難です．洗浄・消毒前には必ず漏水テストを実施してください．

よくある故障原因	故障予防のための取り扱い方法
運搬時にリモートスイッチを周辺機器などにぶつける	97頁・図aのようにユニバーサルコードを巻いて，操作部と一緒にスコープコネクターを片手で把持し，挿入部の先端側をもう一方の手で軽く握って運搬します．リモートスイッチをぶつけないように運搬してください
洗浄・消毒時にリモートスイッチをシンクにぶつける	洗浄・消毒時には，リモートスイッチをシンクにぶつけないようにしてください
スコープコネクターや処置具等の鋭利な部分でリモートスイッチを傷付ける	洗浄・消毒時などに，シンクなどで内視鏡や処置具を積み重ねて置かないでください

6）電気コネクター部：浸水

- 防水キャップの付け忘れや故障した防水キャップを使用して洗浄・消毒したために，電気コネクター内部へ水が浸入する．
- 電気コネクター部に水が浸入した場合は，機能に問題がなくても使用しないでください．水が内部に浸入した内視鏡を使い続けると内部の部品の故障につながります．

よくある故障原因	故障予防のための取り扱い方法
洗浄・消毒時，防水キャップを付け忘れる	洗浄・消毒時は，必ず防水キャップを付けてください
故障した防水キャップを使用する	防水キャップの点検を行い，異常がある場合は使用しないでください
防水キャップ，漏水テスター，洗浄消毒装置の漏水検知用チューブを水中で着脱する	防水キャップ，漏水テスター，洗浄消毒装置の漏水検知用チューブを水中で着脱しない

7）対物レンズ・照明レンズ：割れ・傷・汚れ

- 対物レンズ・照明レンズには，小さく精密なレンズを使用しています．割れ，傷，汚れがある状態で使用すると，観察画像に支障をきたすおそれがあります．使用前に先端部の対物レンズ・照明レンズに割れ，傷，汚れなどがないことを点検してください．

＜割れ＞ 運搬時，内視鏡の先端部を周辺機器や，床などにぶつける	97頁・図aのようにユニバーサルコードを巻いて，操作部と一緒にスコープコネクターを片手で把持し，挿入部の先端側をもう一方の手で軽く握って運搬します．先端部をぶつけないように運搬してください
＜傷＞ 対物レンズ・照明レンズのレンズ面を硬いブラシ等でこする	レンズ面は清潔なガーゼでふいてください
＜汚れ＞ レンズ面の洗浄が不足している	洗浄液の中でレンズ面を清潔なガーゼでふいてください．洗浄機を使用する場合も同様です
＜汚れ＞ レンズ面を十分に乾燥させないまま保管する	洗浄・消毒後は，レンズ面を清潔なガーゼでふいてください
＜汚れ＞ 送気チャンネルや送水チャンネルの内部を十分に乾燥させないまま保管する（送気チャンネル，送水チャンネルの内部の残水が対物レンズ面に付着し水垢になる）	洗浄・消毒後は，送気チャンネル，送水チャンネルに十分な空気を送って乾燥させてください．また，アルコールフラッシュにより乾燥を促進できます

（オリンパスメディカルシステムズ株式会社）

Step 2
実地前研修

Step 3
実地研修

Step 2, 3の用語説明

大腸の部位の名称は，基本的には解剖学用語に準じて使用する．しかし，分かりやすくするため，図に示したような言葉に置き換えて説明する．同様に，内視鏡の各部の名称，内視鏡操作の説明で使用する用語について若干の解説を加える．

1. 大腸の部位

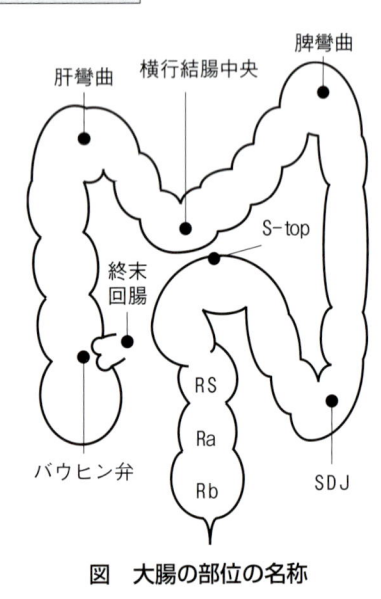

図　大腸の部位の名称

- **Rb**（アールビー）：腹膜翻転部より肛側の下部直腸を文中では「直腸 Rb」，動画の説明では「直腸アールビー」とする．
- **Ra**（アールエー）：腹膜翻転部より口側の上部直腸を文中では「直腸 Ra」，動画の説明では「直腸アールエー」とする．
- **RS**（アールエス）：直腸 S 状部を文中，図中，画像中では「RS」，動画の説明では「アールエス」とする．
- **S-top**（エストップ）：S 状結腸を立位の正面で見て，その形状を山に見立て，頂上部を表現した．文中，図中，画像中では，「S-top」，動画の説明では「エストップ」とする．
- **SDJ**（エスディージャンクション）：内視鏡検査における S 状結腸と下行結腸の間の屈曲部，すなわち S 状結腸・下行結腸接合部を，文中，図中，画像中では「SDJ」，動画の説明では「エスディージャンクション」とする．
- **脾彎曲**：下行結腸と横行結腸の間の屈曲部を，文中，図中，画像中では「脾彎曲」，動画の説明では「ひわんきょく」とする．
- **横行結腸中央**：解剖学的には横行結腸の中央ではないが，立位の正面で見て横行結腸が垂れ下がり屈曲を形成している部を便宜的に表現した．
- **肝彎曲**：横行結腸と上行結腸の間の屈曲部を，文中，図中，画像中では「肝彎曲」，動画の説明では「かんわんきょく」とする．
- **バウヒン弁**：回盲弁と同じ．
- **終末回腸**：回腸の末端部．

2. 内視鏡，内視鏡操作

- **内視鏡シャフト**：検査医が右手で操作する内視鏡挿入部のこと．
- **シャフトの回旋操作**：シャフトの軸を右方向，左方向に回すこと．回転操作，トルクをかける，ツイストするとの表現もあるが，「回旋」という言葉を使用する．
- **プッシュ操作**：シャフトを押し進める動作を便宜的に表現した．
- **プル操作**：シャフトを抜く動作を便宜的に表現した．
- **内視鏡の直線化**：直腸～脾彎曲にかけて挿入された内視鏡シャフトの形状が，ほぼ真っ直ぐな状態．
- **ショートニング**：内視鏡操作による腸管の短縮のこと．
- **脱気**：吸引により腸管内の空気を抜くこと．

大腸内視鏡トレーニングパターン

トレーニングパターン1

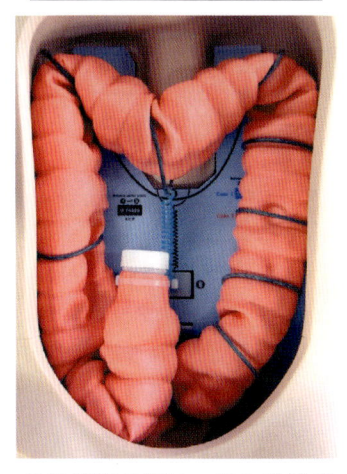

S状結腸の短い，初心者が初めて大腸内視鏡のトレーニングを行うのに適した挿入容易なトレーニングパターン

トレーニングパターン2

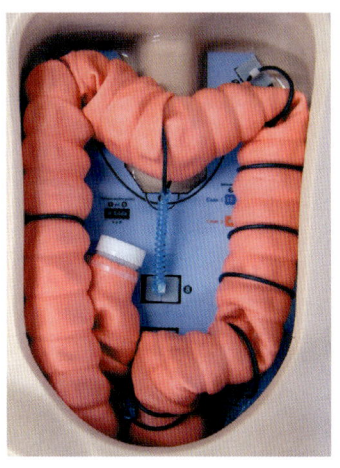

トレーニングパターン1よりS状結腸がやや長い，大腸内視鏡のトレーニングを行うのに適した挿入容易なトレーニングパターン

トレーニングパターン3

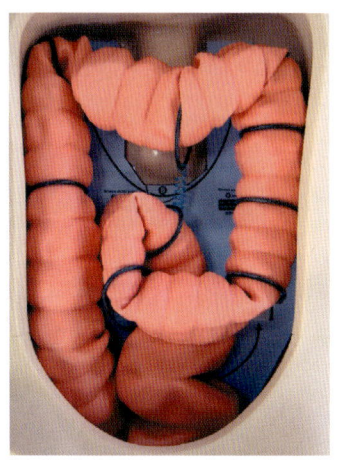

S状結腸がやや長く，内視鏡シャフトのプッシュ操作で自然にS状結腸から下行結腸にα-ループが形成されるトレーニングパターン

トレーニングパターン4

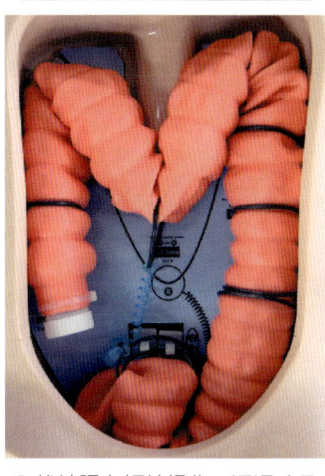

S状結腸を短縮操作で通過することが難しいN-ループを形成するトレーニングパターン

トレーニングパターン5

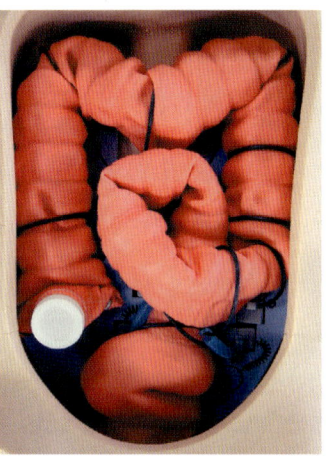

S状結腸を短縮操作で通過することが難しい大きなα-ループを形成するトレーニングパターン

トレーニングパターン6

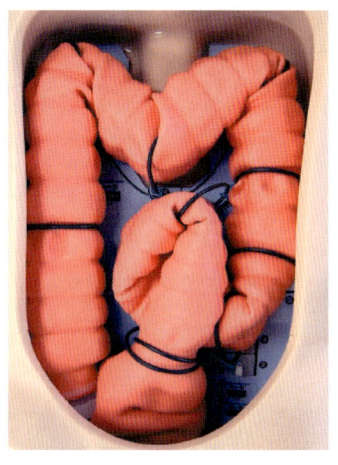

S状結腸を短縮操作で通過することが難しい大きな裏α-ループを形成するトレーニングパターン

> **Step 2**
> 実地前研修

1 機材の配置,セットアップ,洗浄・消毒

I 機材の配置

　検査に用いる機材,つまり,内視鏡システム,モニターテレビ,検査用ベッドの配置パターンの例を**図1**に示した.検査医は,内視鏡システムの前に立つ.モニターテレビは,内視鏡システムの上に設置すると省スペース化を図れるが,検査用ベッドの対側やや被検者頭側に設置すれば,被検者の状態も把握しやすい.いずれにしても,機材の配置は,医師の好み等で多少の違いはあるが,医師,看護師,介助者,機材が検査・治療をするうえで合理的に配置されていることが大切である.

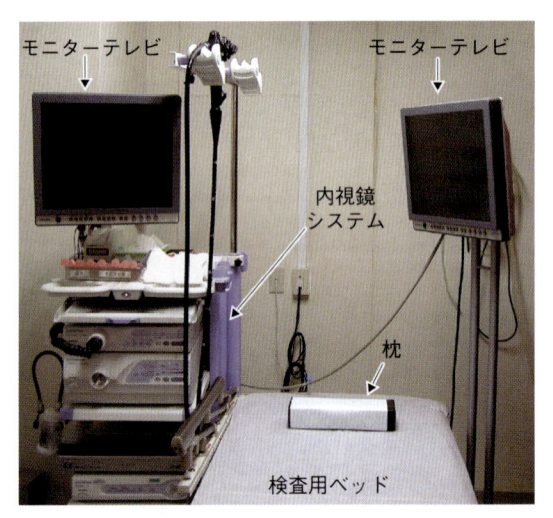

図1 機材の配置

II 機材のセットアップ

　機材をセットアップすることは,内視鏡の構造,内視鏡システムを理解するために役立つ.ここでは,内視鏡の吸引ボタン,送気・送水ボタンの装着,内視鏡鉗子栓口金への鉗子栓装着(**図2**),内

1. 機材の配置，セットアップ，洗浄・消毒

DVDmenu ▶2
動画を見るポイント
・機材のセットアップから立ち上げの要点

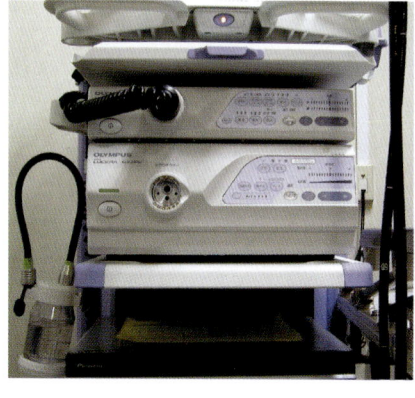

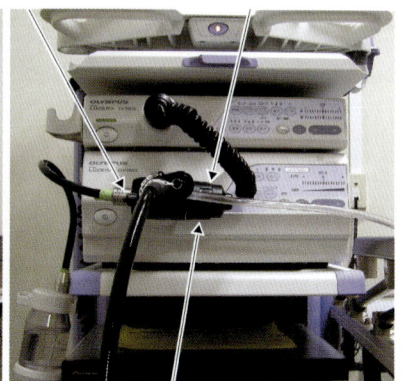

視鏡ケーブル（スコープケーブル）の接続，内視鏡と送水タンク，吸引チューブの接続（図3），システム立ち上げ（図4），ホワイトバランスの設定（図5），送気・送水圧の設定（図6）の要点を，動画を用いて説明する．

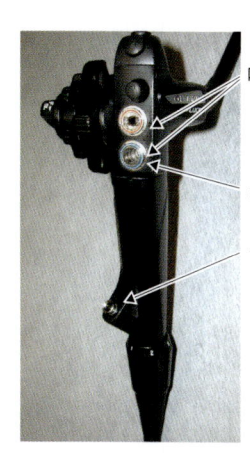

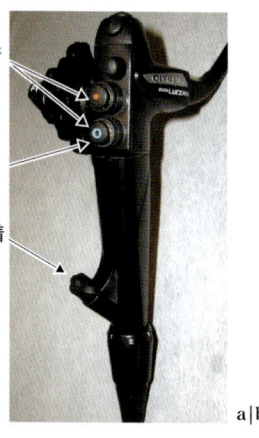

図2　内視鏡の吸引ボタン，送気・送水ボタン，鉗子栓の装着
　　a：装着前　b：装着後

図3　スコープケーブル，内視鏡と送水タンク，吸引チューブの接続
　　a：接続前　b：接続後

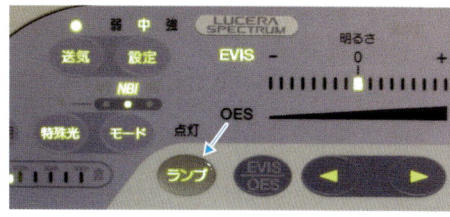

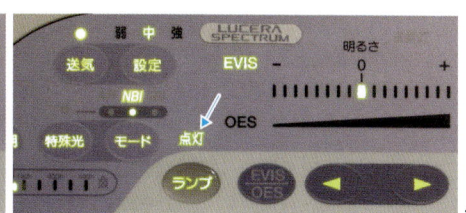

図4　システム立ち上げ
　　a：ランプ点灯前（↓：ランプスイッチ）
　　b：ランプ点灯状態．ランプスイッチを押すと「点灯」（↓）が光る．

Step 2　実地前研修

Step 2　実地前研修

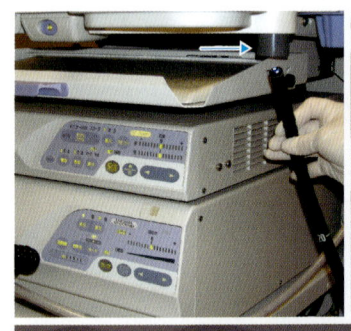

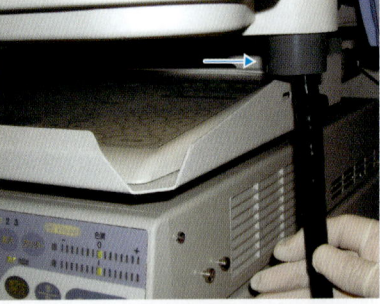

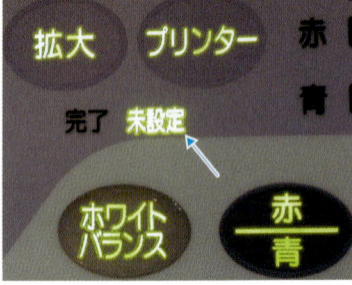

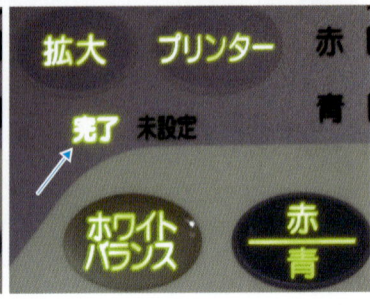

図5　ホワイトバランスの設定
　a：ホワイトキャップ（→）に内視鏡を差し込む前の状態
　b：ホワイトキャップ（→）に内視鏡を差し込んだ状態でホワイトバランススイッチを押す
　c：未設定のパネル状態（↑）
　d：完了のパネル状態（↑）

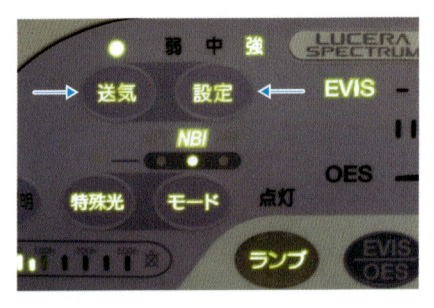

図6　送気・送水圧の設定
　送気スイッチ（→）を押し，送気・送水圧の設定（←）を行う．

Ⅲ　機材の洗浄・消毒

　機器の洗浄・消毒作業を理解することも内視鏡の構造等を知るうえで重要である．本項では，内視鏡の洗浄・消毒方法と取り扱い上の注意点の簡単な紹介にとどめるが，実際に自分でも行えるようになることが望ましい．

DVDmenu ▶3
動画を見るポイント
・機材の洗浄・消毒の要点

　内視鏡検査終了後，ベッドサイドにて内視鏡内の管路，すなわち，送気・送水チャンネル，鉗子チャンネル，吸引チャンネルの内部を十分に洗浄する．送気・送水チャンネルは複雑な構造（図7）のため，専用のAWチャンネル洗浄アダプター（図8）を用いて洗浄する．内視鏡電子コネクター部に防水キャップをとりつけ（図9），外表面の手洗い洗浄を行う（図10）．防水キャップを付けないと内視鏡は破損する．鉗子チャンネルと吸引チャンネルは内視鏡先端へ向かうチャンネルとスコープコネクターへ向かうチャンネルに分岐する（図11）．鉗子挿入口のブラッシングには，チャンネル開口部掃除用ブラシ（図12）を使用する．チャンネル掃除用ブラ

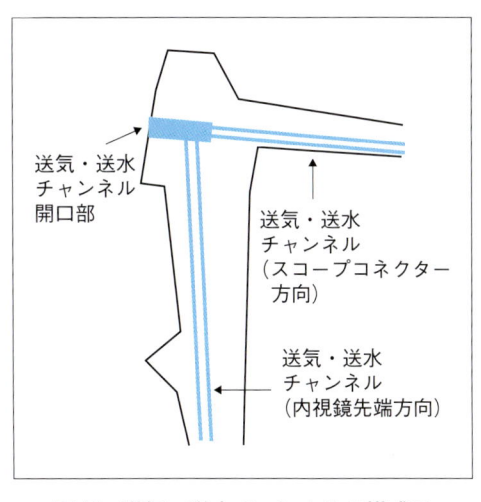

1. 機材の配置，セットアップ，洗浄・消毒

図7 送気・送水チャンネルの模式図

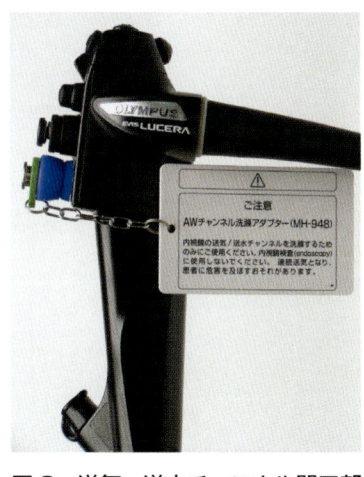

図8 送気・送水チャンネル開口部へのAWチャンネル洗浄アダプターの取り付け

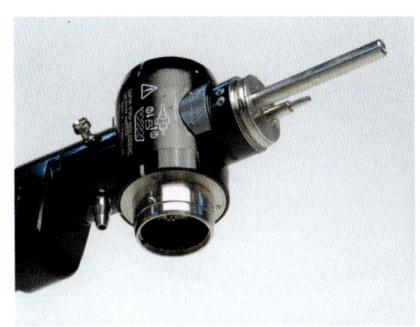

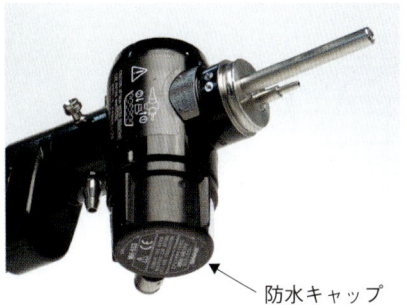

図9 電気コネクター部への防水キャップの装着
a：装着前　b：装着後

図10 手洗い洗浄

シ（図13）で鉗子チャンネルのブラッシングを行う（図14）．吸引チャンネル開口部は，チャンネル開口部掃除用ブラシでブラッシングする．吸引チャンネル開口部から内視鏡先端部へのブラッシングでは，チャンネル

Step 2　実地前研修

図11　鉗子チャンネル，吸引チャンネルの模式図

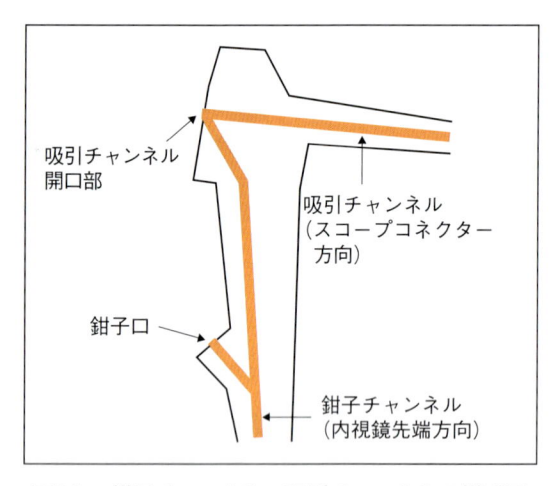

図12　チャンネル開口部掃除用ブラシ

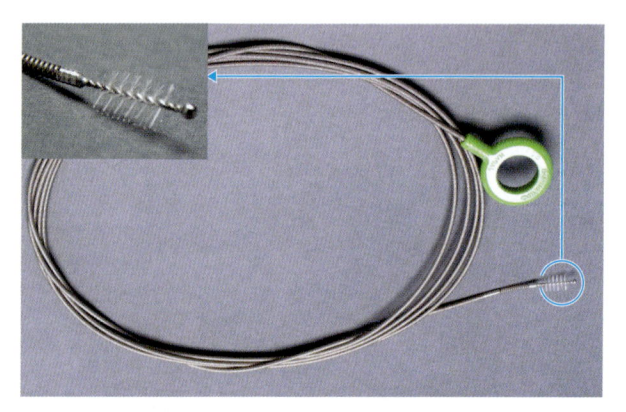

図13　チャンネル掃除用ブラシ

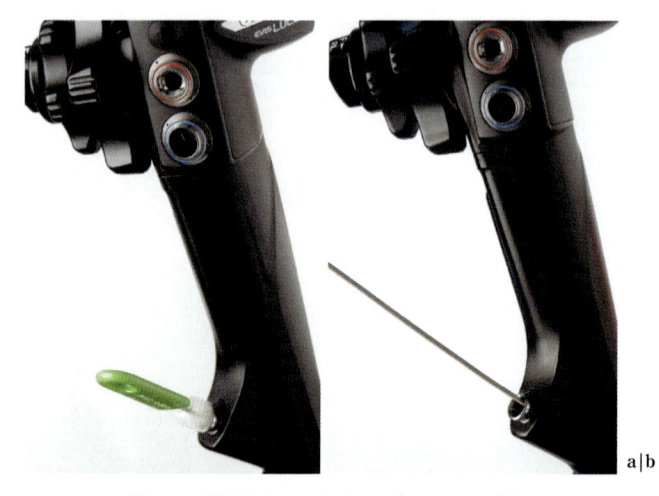

図14　鉗子チャンネルのブラッシング
a：開口部掃除用ブラシでのブラッシング
b：鉗子チャンネル開口部から内視鏡先端へのブラッシング

1. 機材の配置，セットアップ，洗浄・消毒

開口部掃除用ブラシを斜めに挿入，吸引チャンネル開口部からスコープコネクターへのブラッシングでは，チャンネル開口部掃除用ブラシを垂直に挿入する（図15）．

洗浄消毒装置を用いて，漏水検知後，内視鏡，鉗子栓，ボタン類の自動洗浄消毒を行う（図16）．アルコールフラッシュも行う．洗浄後のスコープは，滅菌済みのガーゼなどで水滴をふき取り清潔な場所に保管する．

以上を，動画を用いて説明する．

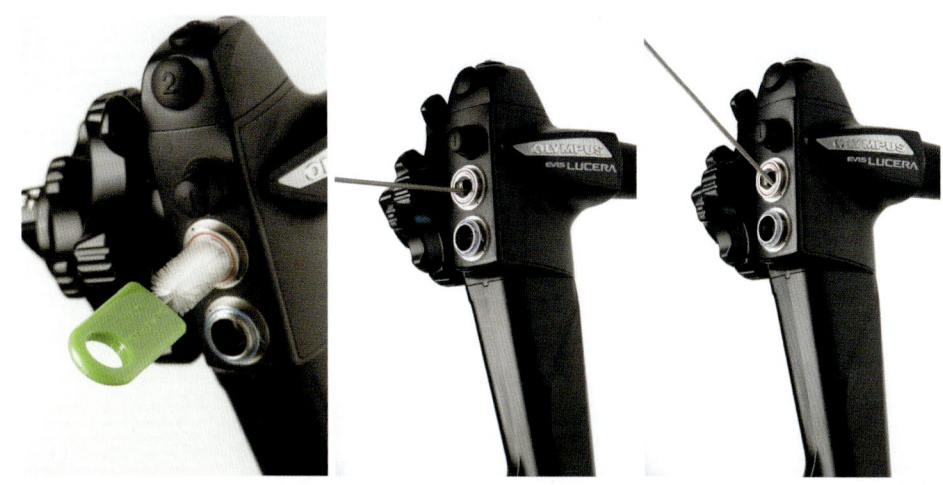

図15　吸引チャンネルのブラッシング　a|b|c
a：開口部掃除用ブラシでのブラッシング
b：吸引チャンネル～スコープコネクター部までのブラッシング方向
c：吸引チャンネル～内視鏡先端部までのブラッシング方向

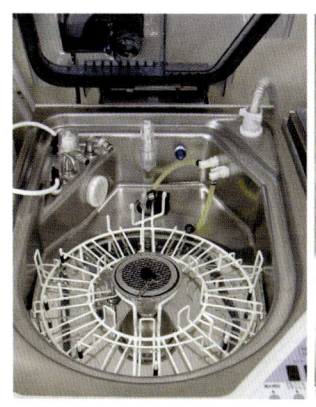

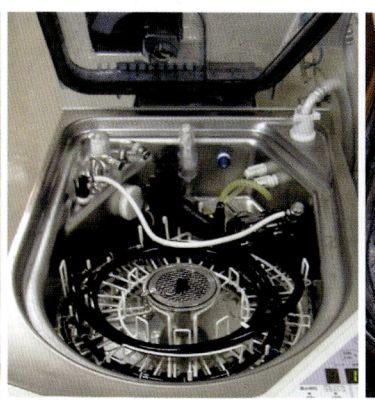

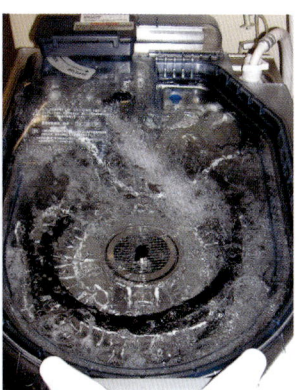

図16　洗浄消毒装置でのスコープ洗浄消毒　a|b|c
　a：内視鏡をセッティングする前の状態
　b：内視鏡をセッティングした状態
　c：洗浄消毒中

（津田純郎）

Step 2　実地前研修

Step 2 実地前研修

2 大腸内視鏡挿入法の基本

I 検査の補助と見学

　内視鏡挿入法を学ぶためには，まず，投薬作業および投薬に関わる補助作業（モニタリングなど），体位変換，用手圧迫，患者の状態把握と適切な声掛け，生検，治療（ポリペクトミーなど）の補助作業を体験，理解し，検査に馴染むことが大切である．
　さらに，実際の手技を見て，挿入法のイメージトレーニングを行う．見学のポイントは，左手のアングル操作等，右手の内視鏡シャフトの扱い方（左右の回旋操作の方法，プッシュ・プル操作），左右の手の協調操作，用手圧迫のタイミングと方法，体位変換のタイミング，硬度可変機能の使い方などである．このイメージトレーニングは，挿入手技の上達を早めるため，実行することを推奨する．

II 挿入法の基本事項

　内視鏡操作の基本と挿入時の基本事項を習得し，補助手段を臨機応変に有効に活用することが円滑な挿入の条件である．必要に応じて挿入形状の確認手段を利用することも挿入の助けになる．さらに，被検者に合った内視鏡を選択することも重要である．以上についての要点を，必要に応じて動画をまじえて解説する．

1. 内視鏡操作の基本

DVDmenu ▶4
動画を見るポイント
・左手によるアングル操作と右手によるシャフトの操作
・吸引，送気・送水ボタンの使い方
・画面右上は，内視鏡挿入形状観測画像

　全大腸内視鏡検査（total colonoscopy；TCS）の挿入は，左手のみで内視鏡のUP・DOWN，LEFT・RIGHTアングルノブ，吸引，送気・送水ボタン，リモートスイッチ（フリーズ，レリーズボタンなど）の一部を操作し（図1），右手のみで内視鏡シャフトの回旋，プッシュとプルの操作を行う（図2）．そして，これらの左手と右手の協調操作を円滑に行うことが，自由自在な挿入を可能にする．なお，アングルノブは，UP・DOWNのみを使用するのではなく，LEFT・RIGHTアングルノブも組み合わせて使用する．

2. 大腸内視鏡挿入法の基本

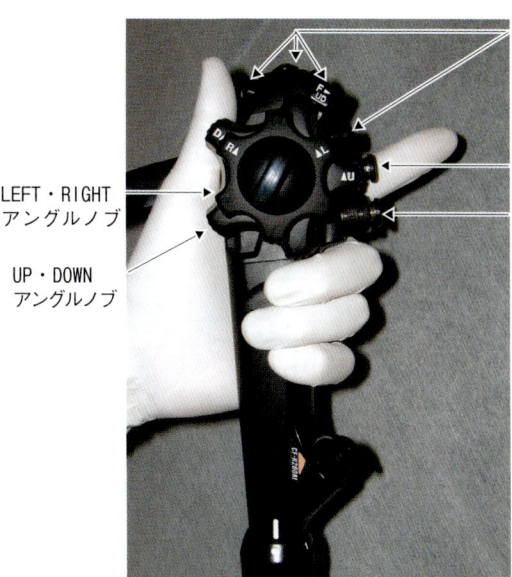

リモートスイッチ
吸引ボタン
送気・送水ボタン
LEFT・RIGHT アングルノブ
UP・DOWN アングルノブ

図1 左手の操作

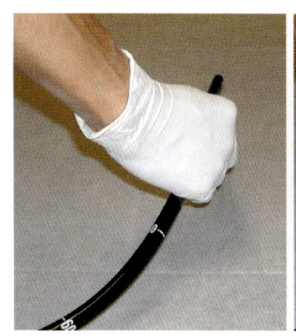

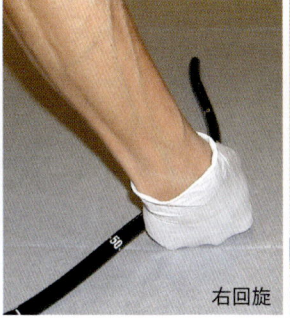

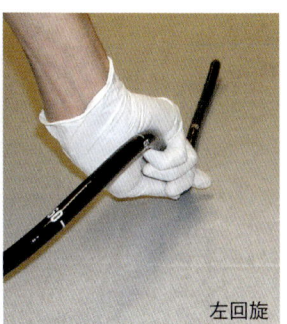

右回旋　　左回旋

図2 右手の操作

2. 挿入時の基本事項

挿入時の基本事項には，① 送気をできる限り避ける，② ひだは内視鏡先端でかき分けて進む，③ 腸管を過伸展させるプッシュはできる限り避ける，④ 内視鏡シャフトの特性を利用する，⑤ 内視鏡の「たわみ」を認識し対処する，⑥ 内視鏡操作はゆっくり行う，そして，⑦ 危険を避ける挿入がある．以下にそれぞれのポイントを解説する．

1）送気はできる限り避ける

過度の送気によって腸管は硬くなり内視鏡操作が難しくなる．そのうえ，腸管屈曲部はより鋭角になる（**図3a**）．無駄な送気を避け，管腔内の余分な空気を抜き，腸管を内視鏡操作の容易な軟らかい状態にし，屈曲部を鈍角化させることが円滑な挿入には大事である（**図3b**）．パンパンに硬く膨らませた風船の空気を抜くと小さく軟らかい状態になるのと同じ理屈である．また，後述するが，腸管内の余分な空気を吸引（脱気）する

DVDmenu ▶5
動画を見るポイント
・送気を避ける理由を理解する

Step 2 実地前研修

Step 2　実地前研修

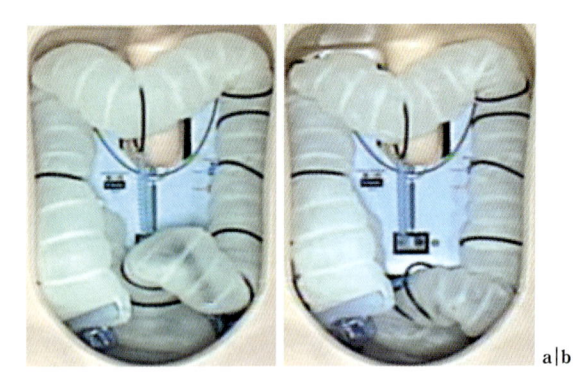

図3　送気・脱気による腸管の変化
a：送気により腸管を膨らませた状態（透明コロンモデル）
b：脱気により腸管を萎ませた状態（透明コロンモデル）

こと自体も腸管のショートニングにつながる．

2) ひだは内視鏡先端でかき分けて進む

ひだが重なって管腔が見えない場合（図4a）は，そのまま内視鏡をプッシュして進ませない．内視鏡シャフトの回旋とアングル操作を使い，内視鏡先端部でひだを丁寧にかき分けながら次の管腔を探しだすことが大切である（図4b）．

DVDmenu ▶6
動画を見るポイント
・ひだをかき分ける方法を症例で理解する（画面右上は，内視鏡挿入形状観測画像）

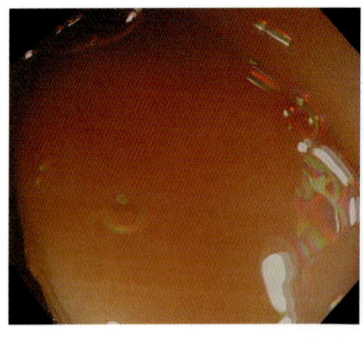

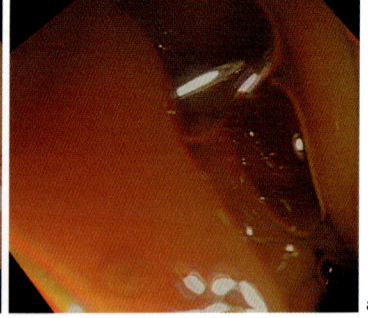

図4　内視鏡先端によるひだのかき分け
a：ひだが重なり合った状態（内視鏡像）
b：ひだをかき分けた状態（内視鏡像）

3) 腸管を過伸展させるようなプッシュはできる限り避ける

内視鏡をプッシュさせなければ内視鏡を挿入することはできない．しかし，腸管の過伸展は，被検者に痛みを引き起こすのみならず腸管に捻れを生じさせる可能性が高くなる（図5）．したがって，被検者に苦痛を与えず，円滑な挿入を行うためには腸管を過伸展させるようなプッシュ操作はできる限り避けなければならない．腸管を過伸展させる場合，内視鏡シャフトをプッシュする力は大きく，内視鏡シャフトに強い抵抗感を感じる．このような過伸展の状態を理解することも必要である．

DVDmenu ▶7
動画を見るポイント
・過伸展を理解すること

2. 大腸内視鏡挿入法の基本

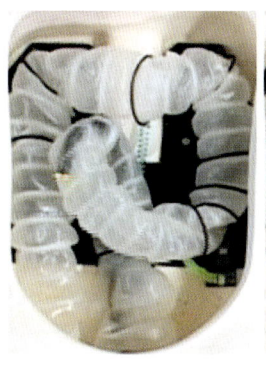

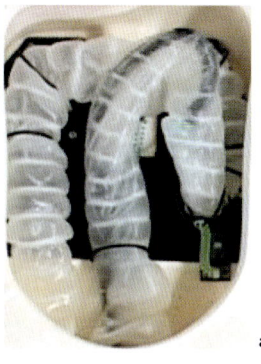

図5 S状結腸の過伸展
a：過伸展前（透明コロンモデル）
b：過伸展状態（透明コロンモデル）

4）内視鏡シャフトの特性を利用する

　内視鏡の自ら伸びようとする性質を，アングル操作と内視鏡シャフトのプッシュ操作，内視鏡シャフトの回旋とプル操作を用いて利用する．また，内視鏡シャフトに「捻り」操作を行うことで内視鏡の直線化を保持で

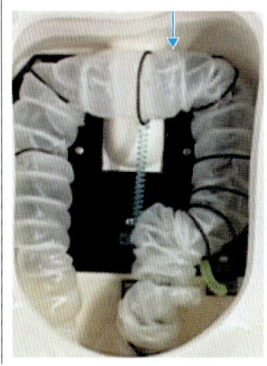

《操作前》
a：内視鏡先端は脾彎曲（↓）（透明コロンモデル）
b：左手アングル操作前　c：右手プッシュ操作前

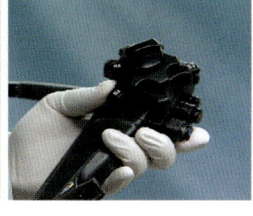

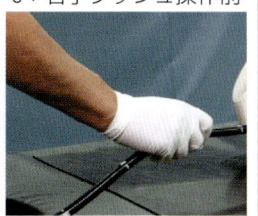

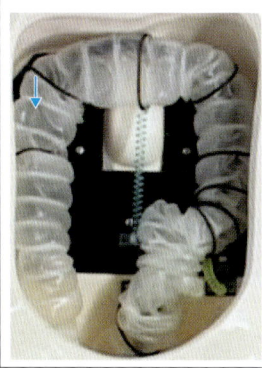

《操作後》
d：内視鏡先端は肝彎曲（↓）（透明コロンモデル）
e：左手アングル操作中　f：右手プッシュ操作中

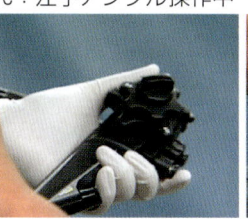

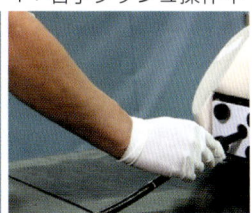

図6　脾彎曲部からのアングル操作と内視鏡シャフトのプッシュ操作

Step 2 実地前研修

きる．

a．アングル操作と内視鏡シャフトのプッシュ操作

脾彎曲から横行結腸に挿入する際に汎用される手技である．アングルをDOWN方向へ素早く回し，同時に軽く内視鏡シャフトをプッシュすると，内視鏡は伸展し横行結腸中央部へ挿入される（**図6**）．この手技は，S状結腸で大きなループを作ったときにも有効な手段である（**図7**）が，実際には内視鏡を進める際によく使用する操作である．

b．内視鏡シャフトの回旋とプル操作の組み合わせ

形成されたループを，内視鏡シャフトの回旋とプル操作で解除することにより，内視鏡は伸展し，口側へ伸びるように進む（**図8**）．この方法は，ループの大小に関係なく内視鏡を進める際に有用である．

c．内視鏡シャフトへの「捻り」操作

内視鏡シャフトに強い回旋というよりも「捻り」を加えることで内視鏡の直線化，つまり，腸管のショートニング状態を維持する．「捻り」とは言い換えれば，内視鏡シャフトを絞るような操作である．この操作では，内視鏡シャフトを強く握りしめて「捻る」と同時に，内視鏡画面に管腔を捉える内視鏡操作を加えることが大切である．

DVDmenu ▶8
動画を見るポイント
・DOWN方向へのアングル操作と，内視鏡シャフトのプッシュ操作の協調の仕方

DVDmenu ▶9
動画を見るポイント
・ループ解除により内視鏡が進む状態

《操作前》
a：内視鏡先端はS-top（↑）（透明コロンモデル）
b：左手アングル操作前
c：右手プッシュ操作前

《操作後》
d：内視鏡先端はSDJ（↑）（透明コロンモデル）
e：左手アングル操作中
f：右手プッシュ操作中

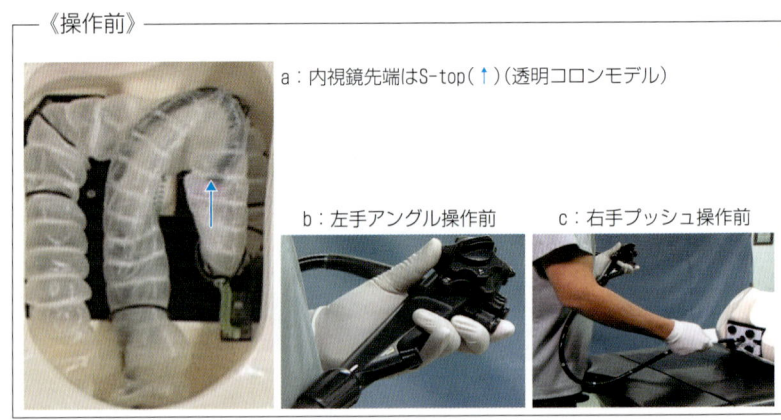

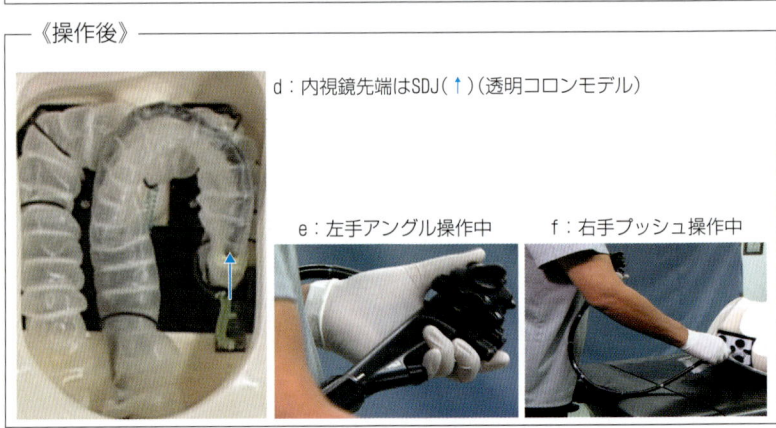

図7　S-topからのアングル操作と内視鏡シャフトのプッシュ操作

2. 大腸内視鏡挿入法の基本

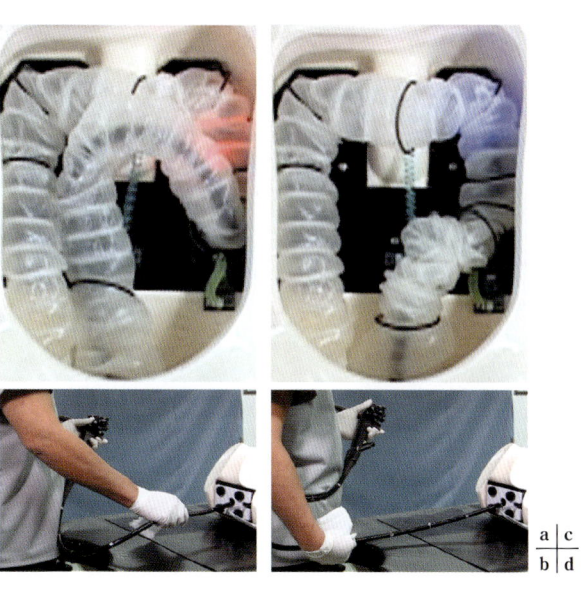

図8　S状結腸での内視鏡シャフトの回旋とプル操作
a：S状結腸でループを形成している状態（透明コロンモデル）
b：右手操作前
c：ループ解除中の状態
d：右手シャフトの右回旋とプル操作中

5）内視鏡の「たわみ」を認識し対処する

内視鏡シャフトをプッシュしても進まない状態に陥ることがある．これは，プッシュ操作でループを形成，つまり，内視鏡に「たわみ」が生じている状態である．この「たわみ」は，屈曲部の手前であればどこでも生じる可能性があるが，代表的なものはSDJ挿入時（図9），深部挿入時（図

DVDmenu ▶10
動画を見るポイント
・「たわみ」を理解する

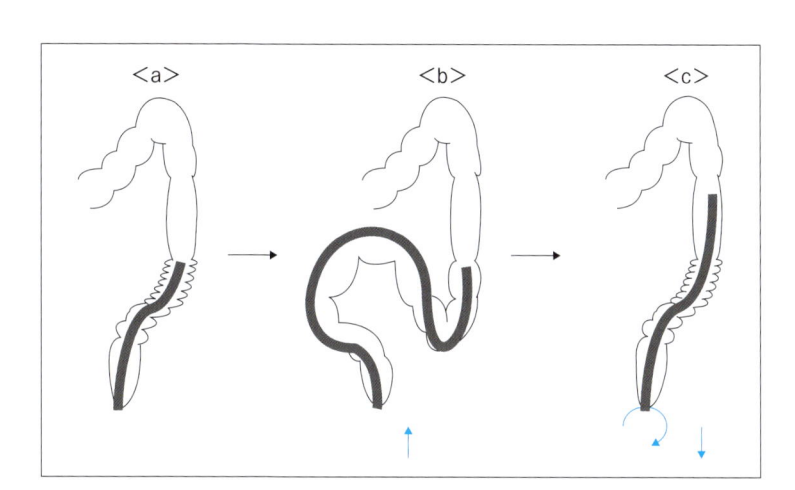

図9　S状結腸が「たわみ」，SDJの口側に内視鏡が進まない状態とその対処法
a：「たわみ」前
b：内視鏡シャフトのプッシュ（↑）で起こる「たわみ」の状態
c：内視鏡シャフトの右回旋とプル操作（↓）で「たわみ」に対処する

117

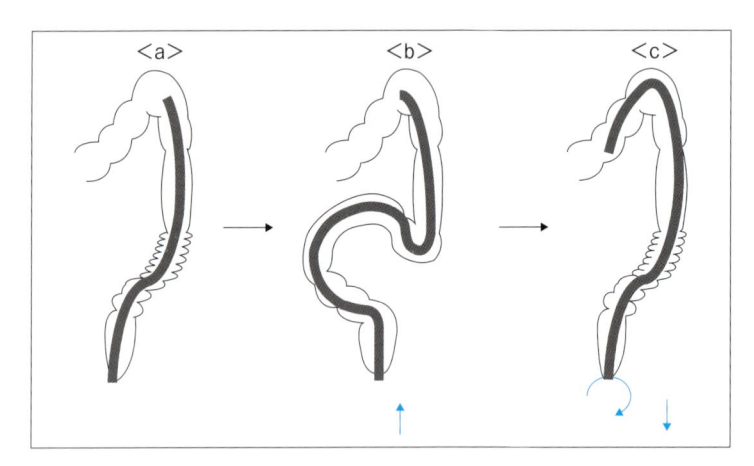

図10　S状結腸が「たわみ」，脾彎曲の口側に内視鏡が進まない状態とその対処法
a：「たわみ」前
b：内視鏡シャフトのプッシュ（↑）で起こる「たわみ」の状態
c：内視鏡シャフトの右回旋とプル操作（↓）で「たわみ」に対処する

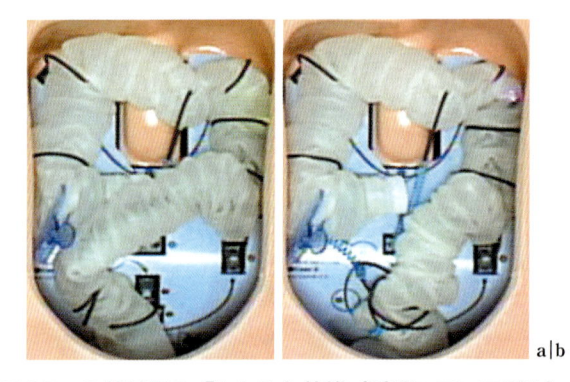

図11　S状結腸の「たわみ」状態（透明コロンモデル）
a：内視鏡シャフトをプッシュしてできた「たわみ」
b：内視鏡シャフトをプルした状態

10）に生じるS状結腸の「たわみ」である．本項では，「たわみ」の理解と簡単な対処法にとどめ（**図11**），実際の対処法は，コロンモデルと症例を用いた他項で解説する．

6）内視鏡操作はゆっくり行う

内視鏡をゆっくりとやさしく操作することは，被検者の苦痛を軽減し緊張もほぐす．そして，被検者の呼吸に合わせた内視鏡操作ができるため挿入がより容易になる．とくに，腸管のショートニングができずプッシュによる挿入を行う際，急なプッシュ操作は，被検者に苦痛を与え，挿入を難しくする．

7）危険を避ける挿入

内視鏡を進めると画面が赤くなり管腔が見えなくなることがある．いわゆる「赤玉」状態である（**図12**）．これは，内視鏡先端が腸管に接触した状態である．この状況で内視鏡を進めると腸管損傷の原因となるため，必

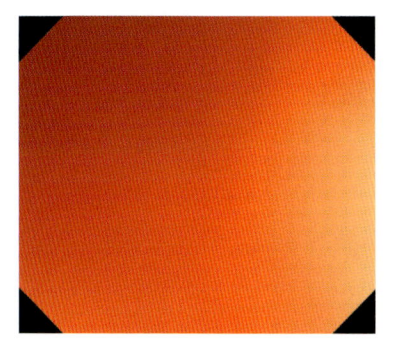

図12 いわゆる「赤玉」（内視鏡像）

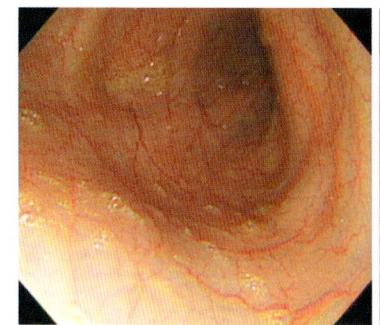

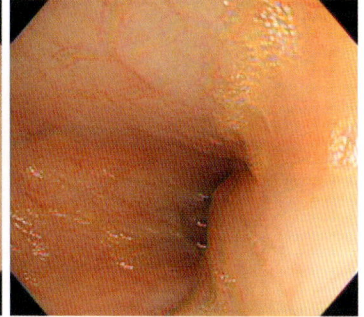

図13 腸管屈曲部の捻れ（内視鏡像）
a：捻れる前（内視鏡像）
b：捻れた状態（内視鏡像）

ず内視鏡を管腔が見えるところまでゆっくり引いてこなければならない．

また，挿入時に，腸管屈曲部が捻れた状態（図13），内視鏡に強い抵抗を感じる場合，被検者が苦痛を訴える場合は，腸管穿孔等の重大な偶発症を起こしやすいため，必ず内視鏡を後退させなければならない．また，どうしても挿入がうまくいかない場合は，以後の挿入を諦めることも大切な判断である．

3. 挿入の補助手段

挿入を助ける他の手段，つまり，補助手段として，① 用手圧迫，② 体位変換，③ 被検者の呼吸，④ 硬度可変機能，⑤ スライディングチューブ，⑥ 潤滑剤がある．これらにより，内視鏡を過度にプッシュすることなく進ませることができる．つまり，腸管の過伸展を防止するうえで効果的な手段となる．

また，これら補助手段は単独で使用するのではなく，状況に応じてうまく組み合わせることで，より効率的な内視鏡挿入が可能になる．

1）用手圧迫法

DVDmenu ▶11
動画を見るポイント
・圧迫方法を理解する

用手圧迫の果たすおもな役割は，① 内視鏡が進む支点を作る，② 腸管を押しつぶすことで短縮効果を得る，③「たわみ」を防止することである．

用手圧迫法では，圧迫すべきポイント，方向，力の加減がある．用手圧迫が有効な基本的なポイントは，① 下腹部正中，② 右下腹部，③ 左下腹部，④ 左悸肋部，⑤ 上腹部正中，⑥ 右悸肋部の6ポイントと左右側腹部である（図14）．各ポイントの圧迫で得られる効果は以下の通り．

下腹部：恥骨結合直上への圧迫．S状結腸を伸展させることなくショートニング操作を行う助けになる．

右下腹部：上前腸骨棘と臍を結ぶ線の中央付近への圧迫．プッシュ操作でS状結腸が大きなループを形成して内視鏡が進まない場合，S状結腸に「たわみ」を生じた場合に有効である．

左下腹部：SDJ付近への圧迫．鋭角化したSDJを鈍角化し，内視鏡を挿入しやすくする．

Step 2 実地前研修

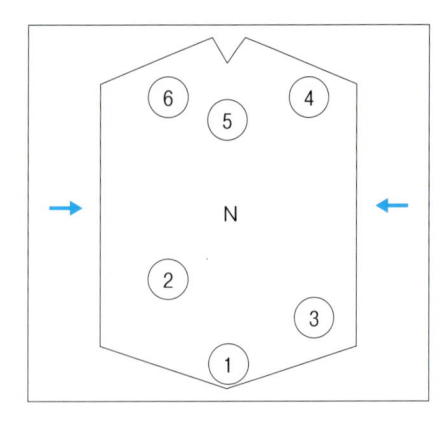

図14 基本的な圧迫ポイント
①：下腹部，②：右下腹部，③：左下腹部，④：左悸肋部，
⑤：上腹部正中，⑥：右悸肋部，→：右側腹部，←：左側腹部

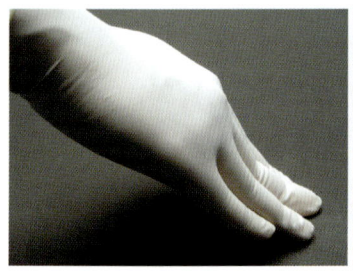

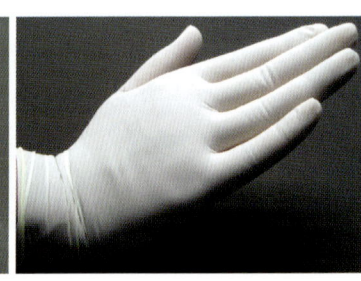

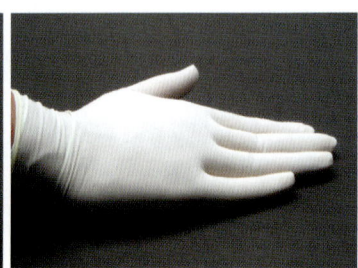

図15 圧迫方法
a：指先での圧迫
b：手首での圧迫
c：手掌全体での圧迫

左悸肋部：左肋骨弓下への圧迫．脾彎曲から横行結腸への挿入が難しい場合に有効である．

上腹部正中：臍上部への圧迫．横行結腸でのループ形成を阻止する場合に有用である．

右悸肋部：右肋骨弓下への圧迫．肝彎曲付近の横行結腸，肝彎曲への挿入が難しい場合に有効である．

側腹部：肥満者における挿入が難しい場合に有効である．

圧迫方法は，基本的には指先，手首，手掌全体（図15）で行う．圧迫の強さは，弱，中，強と，状況に応じて強くしていくことが肝要である．いきなり力任せに圧迫することは容認しない．内視鏡が通過したら圧迫は不要となることが多い．

2）体位変換

検査時の体位には，左側臥位（図16a），背臥位（図16b），右側臥位（図16c），腹臥位（図16d）を用いる．左側臥位，背臥位が内視鏡挿入

2. 大腸内視鏡挿入法の基本

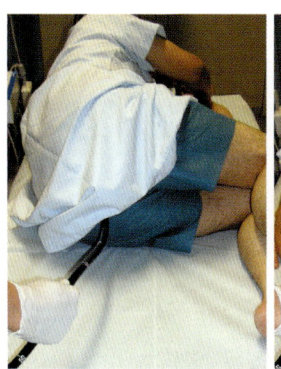

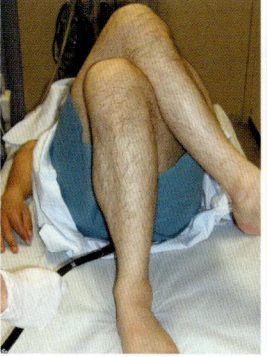

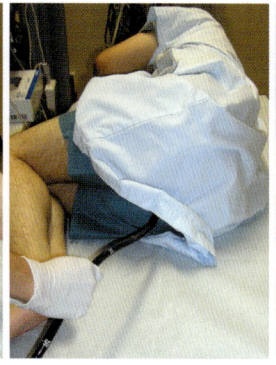

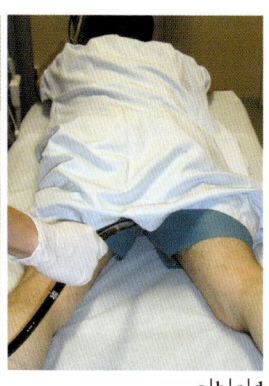

図16 体位
a：左側臥位
b：背臥位
c：右側臥位
d：腹臥位

の基本的体位であるが，状況に応じて右側臥位，腹臥位も有効である．左側臥位は，ほかに上行結腸，盲腸への挿入時の助けになることがある．背臥位は，RS通過後のS状結腸への挿入に有効である．また，用手圧迫を施行しやすい体位である．右側臥位は，脾彎曲から横行結腸への挿入，横行結腸から上行結腸への挿入に有効なことがある．腹臥位は，上行結腸，盲腸への挿入時の助けになることがある．左側臥位にこだわる必要はない．また，観察時は，観察する部位が上にくるよう体位変換（たとえば，脾彎曲〜S状結腸の口側は右側臥位）すると，腸管管腔が開き観察しやすくなる．

3）被検者の呼吸

やや抽象的な表現ではあるが，被検者と呼吸，つまり息を合わせた挿入をすれば，安心感を与え，苦痛のない円滑な挿入が可能である．
また，深吸気は，肝彎曲から上行結腸への挿入の助けになる（図17）．ただし，何度か深呼吸を繰り返すことが必要な場合がある．

4）硬度可変機能

内視鏡挿入部の硬さを簡単な操作で変えられる機能（図18）は，被検者の状態に合わせて自分の好みにあった硬さを選択できる．硬度は段階的ではなく連続的に変えることができる．つまり，内視鏡挿入法に工夫を加えることにより，円滑な挿入を可能にし，さらに，挿入困難例への対処も可能である．とくに，「たわみ」の防止に役立つ機能である．ただし，シャフトの硬度を変更できるのみで先端可動部の硬度は変えられない．また，機能維持のため，洗浄，保管に際しては，硬度をもっとも低い状態（硬度調整用リングを0に合わせる）にしておく必要がある．

5）スライディングチューブ

スライディングチューブは，S状結腸のループ形成が挿入の妨げとなる

DVDmenu ▶12
動画を見るポイント
・硬度可変式内視鏡の特徴と原理を理解する

Step 2
実地前研修

Step 2　実地前研修

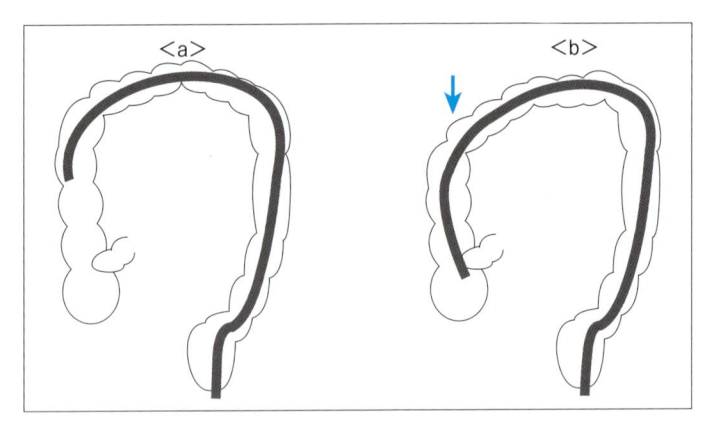

図17　被検者の深吸気による挿入
a：肝彎曲から上行結腸への挿入ができない状態
b：深吸気（↓）を利用して挿入している状態

a	b
c	d

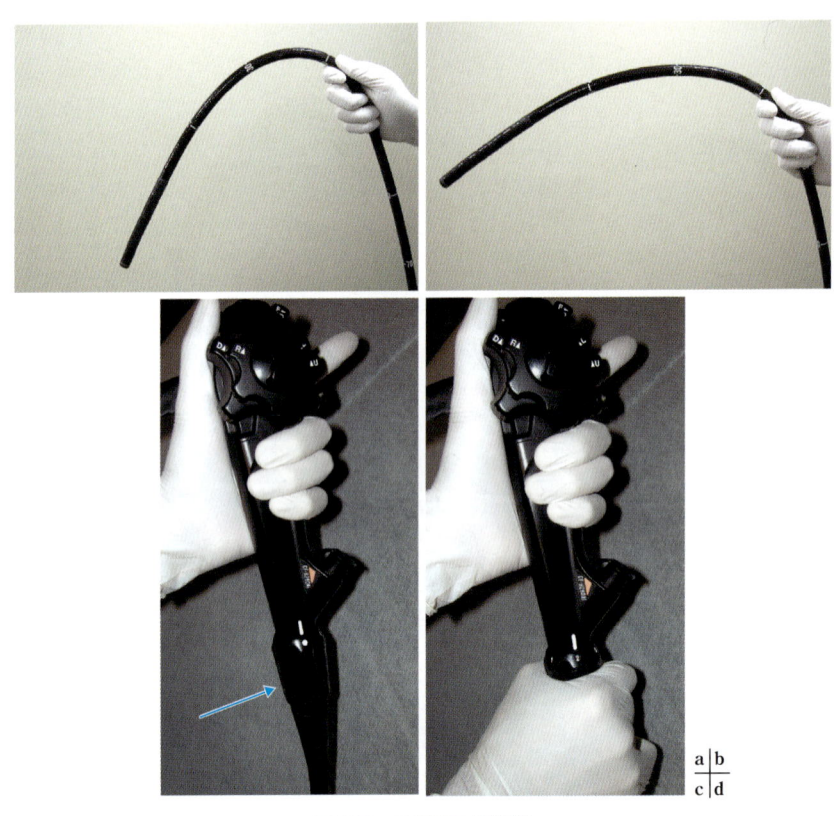

図18　硬度可変機能
a：もっとも硬度の低い状態の内視鏡シャフト
b：もっとも硬度の高い状態の内視鏡シャフト
c：硬度調整用リング（→）
d：硬度調整用リングを回し硬度を変える

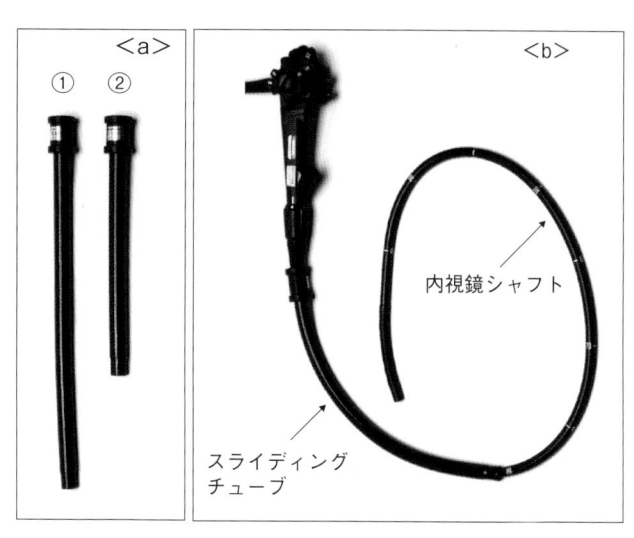

図19 スライディングチューブ
a：①は，有効長40cm〔ST-C6：オリンパスメディカルシステムズ（株）〕
　　②は，有効長26cm〔ST-C6S：オリンパスメディカルシステムズ（株）〕
b：内視鏡をスライディングチューブに通した状態

場合に有効なことがある．オリンパスメディカルシステムズ（株）が販売している，S状結腸の直線化を保つスライディングチューブには2種類ある（**図19a**）．使用にあたっては，まず内視鏡をスライディングチューブに通す（**図19b**）．そして，内視鏡のみを挿入し，内視鏡先端を脾彎曲付近に留める．内視鏡を直線化してから十分量の潤滑剤を塗布して，スライディングチューブを左右に慎重に回しながらゆっくり静かに内視鏡に沿わせて挿入する．安全性を考慮し，透視下で行うことが推奨される．内視鏡の挿入時，抜去時ともに，チューブと内視鏡の隙間に腸壁が入り込み損傷をきたすこがとがあるので注意が必要である．スライディングチューブをしっかり押さえていないと肛門から腸管内に入り込んでしまうこともある．

6）潤滑剤

潤滑剤は，直腸指診，内視鏡の肛門への挿入には不可欠である．また，潤滑剤が不足すると，肛門，腸管と内視鏡の間の摩擦が大きくなり，被検者へ苦痛を与えるだけでなく，内視鏡を進めることができなくなる場合がある．そのため，潤滑剤はこまめに使用することが推奨される．

オリンパスメデイカルシステムズ（株）が販売しているエンドルブリ（Endolubri）（**図20**）は，熱殺菌処理済みの潤滑剤で，使用法を考え2種類の仕様がある．指や内視鏡シャフトに直接塗布する場合は，垂れずに使用することができる粘性の高いしっとりしたエンドルブリH，ガーゼ等に浸して使用する場合は粘性の低いサラサラしたエンドルブリLが適している．また，使用に際しては，先端突出長を長くし，適量を塗布できるように工夫されている．

Step 2　実地前研修

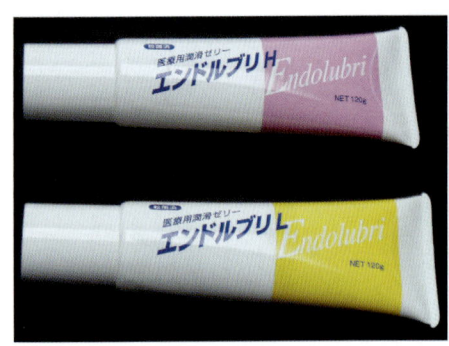

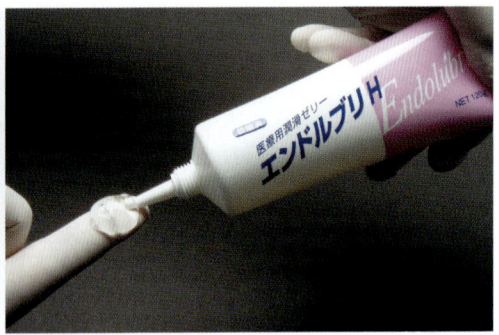

図20　潤滑剤
a：エンドルブリ H とエンドルブリ L
b：先端部

a|b

4. 挿入形状の確認手段

内視鏡の体内での挿入形状を知る利点は，挿入時の安全性の向上，教育効果，監視効果，挿入時間の短縮などである．挿入形状の確認を行う方法には，①X線透視装置と，②内視鏡挿入形状観測装置（UPD）がある．しかし，使用しなくても挿入できる技術の向上に努めることが大切である．

1）X線透視装置

X線透視は，内視鏡の挿入形状を確認できる．さらに，空気造影によって腸管の走行を知ることが可能なため，うまく利用すれば内視鏡の進む方向の道標になる．しかし，被検者の被曝を最小限にするため，透視時間に配慮し不要な透視は使用しないように心掛ける必要がある．

2）内視鏡挿入形状観測装置（UPD）

内視鏡挿入形状観測装置（UPD）（図21）は，専用の内視鏡やプローブを用い，磁界を利用して挿入形状を表示する装置である．磁界を感知するために，基準プレートを使用する（図22）．発生する磁界は，国際規格を満たしており，生体に与える影響も非常に少ない．

UPDは挿入形状を三次元的に捉えているため一画面表示（図23a）だけでなく二画面表示（図23b）も可能である．グレーの曲線が内視鏡形状を表す．内視鏡の位置が後方にあるほど黒く表示される．画面の右下には，内視鏡形状を捉える方向が表示される．さらに，UPD画像を回転させることも可能で，挿入形状の観察角度を自由に調整できる．

また，体外マーカー（図24a）により，圧迫のポイントを画面上に呈示（図24b）できるため，体外からの挿入部位の確認や介助者への用手圧迫の指示などに有効となる．

UPDは三次元表示が可能であること，磁界を利用しているためX線被曝がないこと，ベッドサイドに設置可能であり省スペース化が図れる（図21）などのメリットがある．ただし，前述したX線透視のように空気造影による腸管の走行を知ることはできない．

DVDmenu ▶13
動画を見るポイント
・UPDの原理，操作方法，画像表示などを理解する

2. 大腸内視鏡挿入法の基本

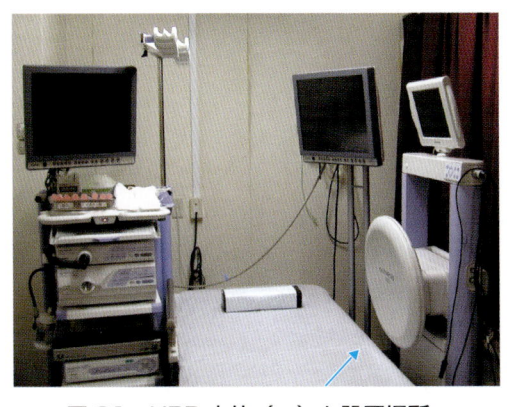

図21　UPD本体（→）と設置場所

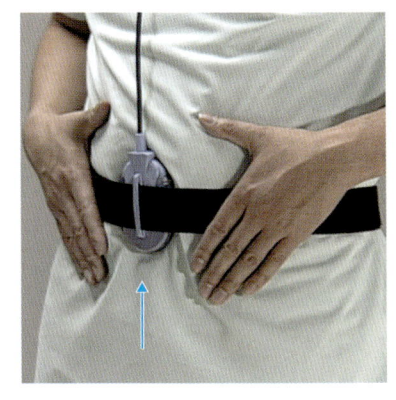

図22　患者腹部の基準プレート（↑）

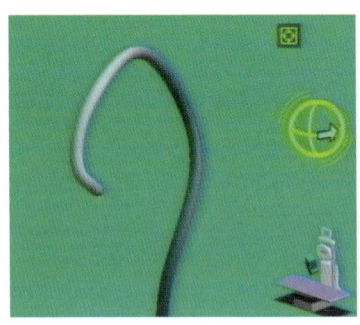

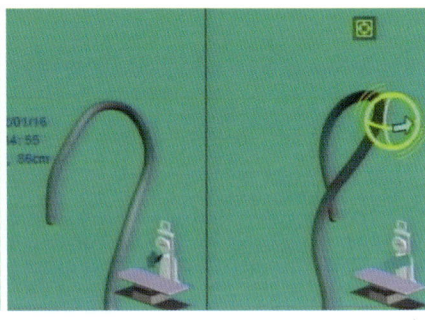

図23　UPDの表示画面
　a：一画面表示の画像
　b：二画面表示の画像（左は正面像，右は側面像）

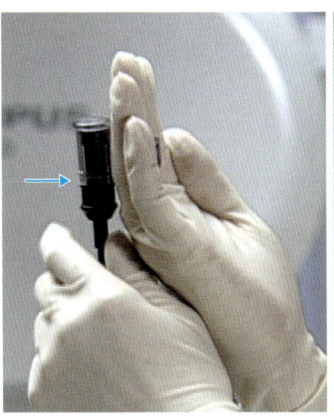

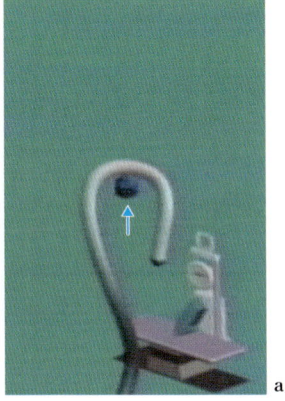

a|b

図24　UPDの体外マーカー
　a：体外マーカー（→）
　b：体外マーカーの表示像（↑：青色のマーク）

a|b

Step 2

実地前研修

125

5. 内視鏡の種類と選択

　オリンパスメディカルシステムズ（株）が販売している大腸内視鏡だけでも数多くの種類がある．内視鏡シャフトの径により，おおまかに太径と細径に分けると，一般的には，太径内視鏡は，シャフトが硬いために内視鏡の直線化を保持しやすくループ形成しにくい．しかし，先端可動部が太く長いために鋭角な屈曲部は通過しにくい．さらに，先端部の細かい操作も難しい．一方，細径内視鏡は内視鏡先端部が細く短いために操作性に優れている．そのため屈曲部の挿入は簡単だが，シャフトが軟らかくループを形成しやすい．

　高度の肥満者，大腸過腸の症例には，内視鏡の直線化を保持しやすい太径内視鏡がＳ状結腸のみならず深部大腸の挿入に有利なことが多い．一方，炎症性腸疾患患者や腹部手術の既往のある症例は，病変や癒着のために腸管過伸展時の苦痛が起きやすい．また，腸管の鋭角的な屈曲が起こりやすい症例もある．そうした症例には，内視鏡シャフトが軟らかく先端可動部が細くて短い細径内視鏡が，プッシュ挿入によるループ形成時の苦痛が少なく，屈曲部の挿入が容易で有利な場合が多い．したがって，症例によって，内視鏡を選択し，太径，細径内視鏡の各々の特性（長所）を生かした挿入を行うことが，被検者にとってより有益な大腸内視鏡検査になると考えられる．

　さらに，硬度可変式内視鏡の種類も多い．これらの内視鏡の特徴を知ったうえで，被検者に合わせた内視鏡の選択を行うことが重要である．

III 各部位での挿入の基本

　挿入の基本を，部位別に，直腸指診から直腸への挿入，直腸〜脾彎曲への挿入，脾彎曲〜盲腸への挿入，終末回腸への挿入にわけて解説する．

1 直腸指診から直腸への挿入

　体位は左側臥位で行う．肛門部に十分な潤滑剤を塗布し直腸指診の後，内視鏡の UP・DOWN，LEFT・RIGHT アングルにロックがかかっていない状態を確認する．そのうえで，肛門管を観察しながら静かにゆっくり内視鏡を挿入する．

2 直腸〜脾彎曲への挿入

1) 直腸の挿入

管腔を確認しながら内視鏡を進める．最初の屈曲を内視鏡シャフトへの左回旋とUPアングル操作で進入し，右回旋した所がRSである．その後，右回旋あるいは左回旋で内視鏡を進めるとS状結腸に入る．

2) S状結腸からSDJの挿入

S状結腸からSDJの挿入は，大腸内視鏡挿入においてもっとも難しい場所である．したがって，挿入にはいくつかのパターンがあるが，習得すべき基本的な方法は，①S状結腸からSDJをショートニングして挿入する方法と，②S状結腸からSDJをプッシュ操作で挿入する2法である．

a. S状結腸からSDJをショートニングして挿入する方法

S状結腸をプッシュ操作で過伸展させることなくS-topを通過し（図25a），脱気を併用しながら内視鏡シャフトの左右回旋操作と内視鏡シャフトのプル操作でSDJに到達する（図25b）．そして，SDJも内視鏡シャフトの回旋操作で越える（図25c）．つまり，脱気により腸管を萎ませるショートニング効果を用い，内視鏡シャフトの回旋操作とプル操作を合わせて，できる限り内視鏡の直線化を保ちながらSDJを越える（図25）．苦痛の少ない理想的な挿入法である．

S状結腸のひだを内視鏡先端で引っかけて，内視鏡軸へ時計方向の回旋を与え，内視鏡の出し入れを繰り返しながら挿入するhooking the fold，right turn shortening，軸保持短縮法は，ほぼ同様の挿入法である．

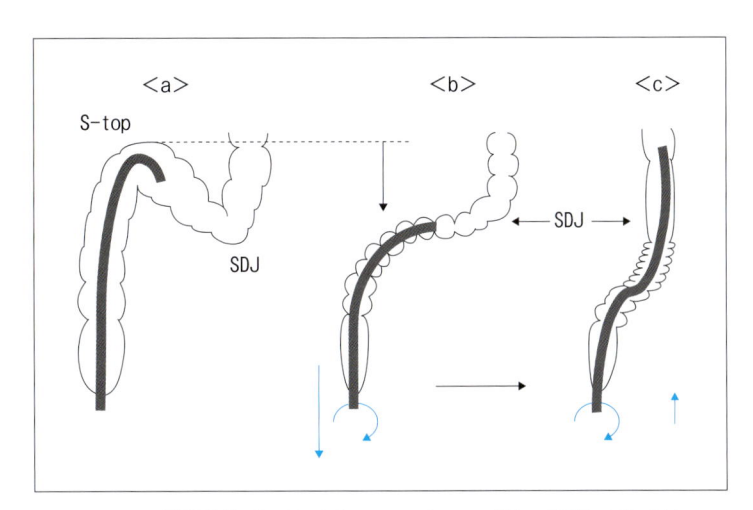

図25 S状結腸からSDJをショートニングして挿入する方法
a：S-topの通過
b：脱気，内視鏡シャフトの回旋とプル操作での腸管をショートニング
c：内視鏡を直線化してSDJを通過

b．S状結腸からSDJをプッシュ操作で挿入する方法

前述（a）の方法は，すべての症例に適用できない．S状結腸をショートニングできない場合はプッシュ操作によってSDJを越える．この場合，N-ループ（図26a），α-ループ（図26b），裏α-ループ（図26c）を形成しながら内視鏡先端部を下行結腸〜脾彎曲部の間，もしくは脾彎曲の先まで挿入する．ループの形状は，体の正面から見て名付けられたものである．α-ループは内視鏡先端が挿入された内視鏡の腹側を通るもの，裏α-ループは背側を通るものである．いずれにしてもプッシュ操作は，被検者に苦痛を与える可能性が高いため，苦痛に対する配慮が必要になる．技術的には，余分な送気で腸管を過伸展しない，単にプッシュするだけでなくプルの操作を加えてループの大きさを小さくする，内視鏡をゆっくり操作するなどの工夫が大切である．また，必要に応じて鎮痛剤投与を考慮する．

プッシュ操作で挿入した後はループを解除し，内視鏡を必ず直線化しなければならない．直線化は，内視鏡シャフトに回旋とプルの操作を加えて行うが，内視鏡先端はSDJを越えた状態に保っておく必要がある．

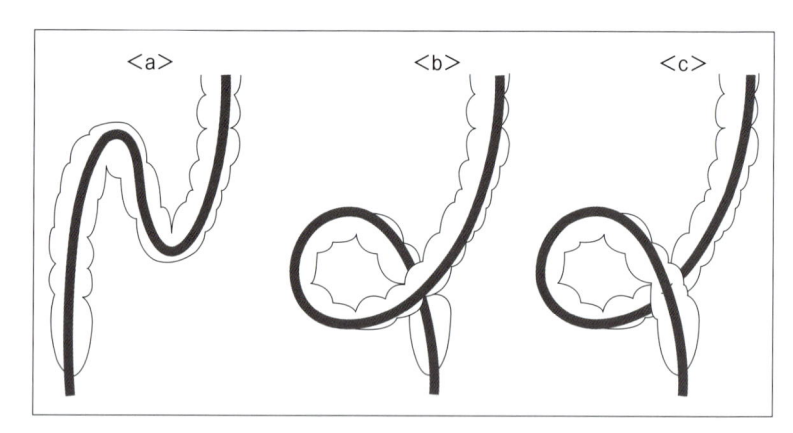

図26　ループの種類
a：N-ループ
b：α-ループ
c：裏α-ループ

3　脾彎曲〜盲腸への挿入

1）脾彎曲の挿入

内視鏡が下行結腸に挿入され，そのまま内視鏡を進めるのみで脾彎曲に達する．プッシュしても内視鏡先端が進まない場合は，肛門側のどこかで「たわみ」を形成している可能性が高いので「たわみ」に対処しながら挿入する．なお，脾彎曲の通過には，内視鏡が直腸から下行結腸で直線化されていることが重要である（図27a）．しかし，脾彎曲が肺側へ進むような場合は（図27b），右側臥位に体位変換することで円滑な挿入が可能になる．

2. 大腸内視鏡挿入法の基本

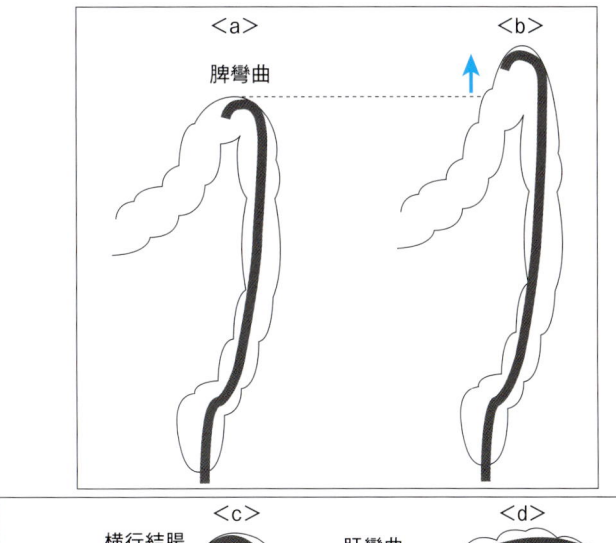

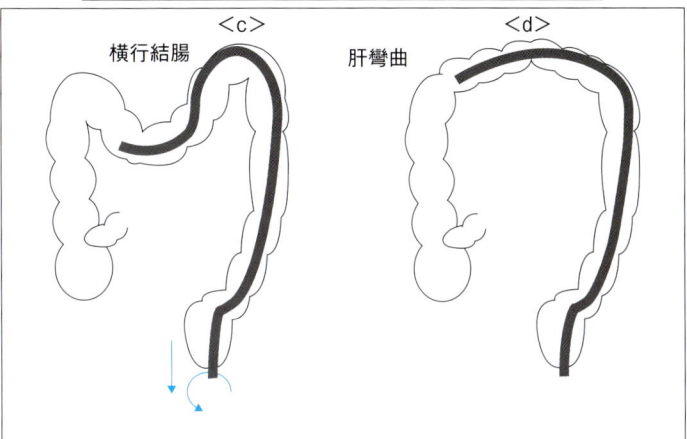

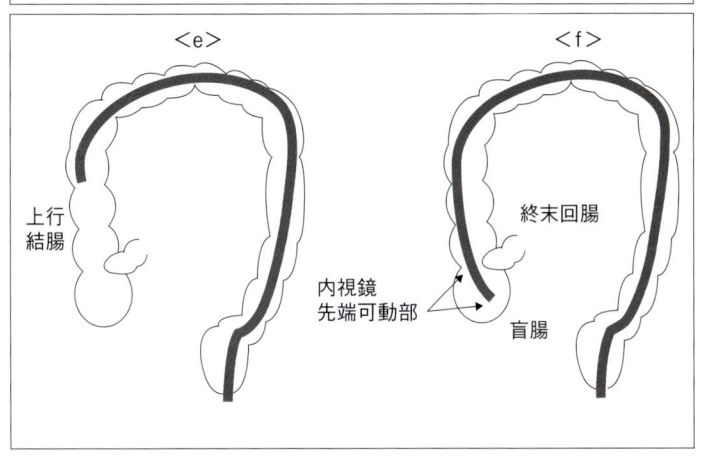

図 27　脾彎曲～盲腸への挿入
a：内視鏡が直腸から下行結腸で直線化されている状態
b：脾彎曲が肺側へ進むような状態
c：横行結腸中央付近への挿入の状態
d：内視鏡のループが解除された状態
e：肝彎曲の挿入
f：盲腸への挿入

2）横行結腸の挿入

脾彎曲から横行結腸中央部へは，DOWN アングルと軽いプッシュ操作をタイミングよく組み合わせることで簡単に挿入できる．横行結腸中央の屈曲部を通過し，口側の管腔が見えたら内視鏡シャフトに左あるいは右回旋を加えながらプル操作を行う（図27c）．先端が口側（肝彎曲）に進む方向に内視鏡にプル操作を加えると図27c に示したループが解除された状態になる（図27d）．この一連の操作に脱気を加えればさらに効果的である．

3）肝彎曲の挿入

肝彎曲部手前で管腔を確認し内視鏡を進める．その際，内視鏡にループ形成がないことが基本である（図27e）．管腔が見えているのに先進しない場合は，脱気，用手圧迫が効果的なことが多い．

4）盲腸への挿入

上行結腸に挿入されたら図27e の内視鏡形状を保ちながら進む．虫垂開口部を確認し，ゆっくり内視鏡を抜きながらバウヒン弁の下唇を確認する（図27f）．

深い吸気が盲腸への挿入の手助けとなることが多い．挿入が難しい場合には，被検者の呼吸，脱気，体位変換が効果的である．

4 終末回腸への挿入

通常，アングル操作により画面の左側に見えるバウヒン弁に内視鏡先端を向けて内視鏡を進めれば簡単に終末回腸に挿入することができる（図28）．終末回腸へ内視鏡を円滑に挿入するには，直腸〜上行結腸が適切にショートニングされ，さらに，内視鏡先端可動部がバウヒン弁よりも口側の盲腸内に到達していなければならない（図27f）．

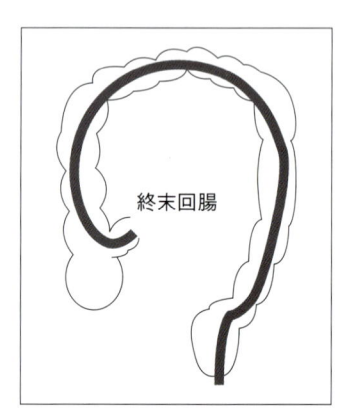

図28　終末回腸への挿入

（津田純郎）

Step 2 実地前研修

3 コロンモデルによるトレーニング

DVDmenu ▶14
動画を見るポイント
・検査医の立ち位置と姿勢，内視鏡シャフトの把持，内視鏡操作部の把持の仕方
・動画の説明画像

　コロンモデルを用いた挿入法のトレーニングを，動画を用いて解説する．
　挿入に際しては，検査医の立ち位置と姿勢，内視鏡シャフトの把持，内視鏡操作部の把持の仕方（**図1**）を習得することも重要である．モニターテレビ，内視鏡システム，被検者からもっとも内視鏡操作のしやすい場所に立ち，疲労の少ない姿勢で行う．内視鏡シャフトは，肛門から約30〜

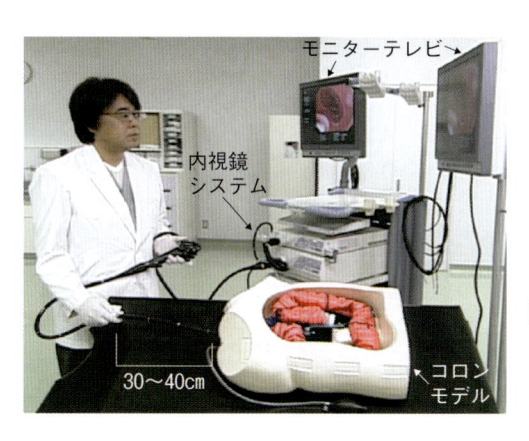

図1 立ち位置と姿勢，内視鏡シャフトの把持，内視鏡操作部の把持の仕方

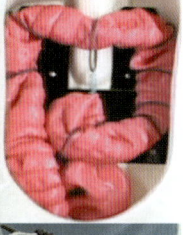

図2a コロンモデルを用いた呈示画像

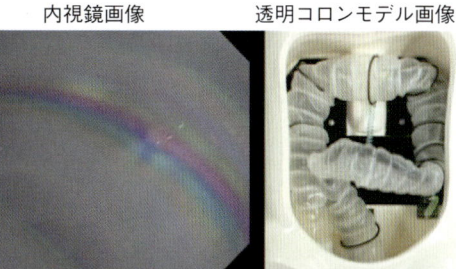

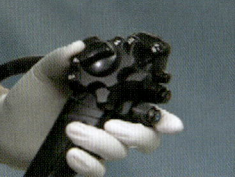

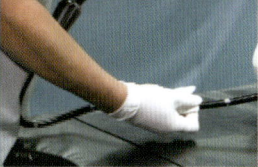

図2b 透明コロンモデルを用いた呈示画像

Step 2　実地前研修

40cm 付近を軽く握って始めると操作しやすい．内視鏡操作部は，アングル・各種ボタン操作を無理なく行えるように把持する．

　なお，本編では，内視鏡，コロンモデル，左手操作，右手操作の 4 画像合成画面を呈示する（**図 2a**）．さらに，内視鏡の動きの理解を深めるため，特別に用意した透明コロンモデルの動画を適時用いる（**図 2b**）．

1　直腸〜脾彎曲への挿入

DVDmenu ▶15
動画を見るポイント
・S 状結腸の 6 つの挿入パターン

　直腸〜脾彎曲への挿入の練習のため，S 状結腸の 6 つの挿入パターンを用意した．そして，パターン 1，2，3 の 3 パターンを初級編，パターン 4，5 の 2 パターンを中級〜上級編，パターン 6 を応用編とした（**図 3**）．

パターン1　パターン2　パターン3
パターン4　パターン5　パターン6

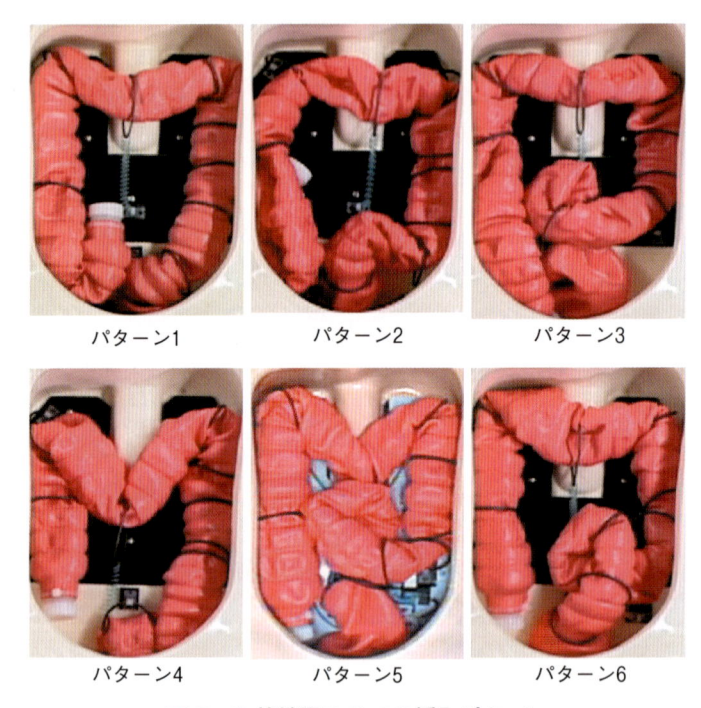

図 3　S 状結腸の 6 つの挿入パターン

【初級編】

DVDmenu ▶16

　大腸内視鏡操作に慣れ親しむパターンである．左手の内視鏡操作部の操作，右手の内視鏡シャフトの操作を協調して行う練習をする．その際，腸壁からの至適距離を保ち適切な視野を確保する．腸の形，到達部位をイメージしながら挿入する．進む方向を予測することを心掛ける．

3. コロンモデルによるトレーニング

● パターン1 ●

S状結腸の短い，初心者が初めて大腸内視鏡挿入法のトレーニングを行うのに適した挿入容易なコロンモデル（**図4a, b**）である．パターン1では，アングル操作と内視鏡のシャフト操作による管腔の捉え方，内視鏡シャフトの回旋操作でS状結腸をプッシュすることなくSDJを通過し脾彎曲に挿入（**図4c**）する方法を習得する．

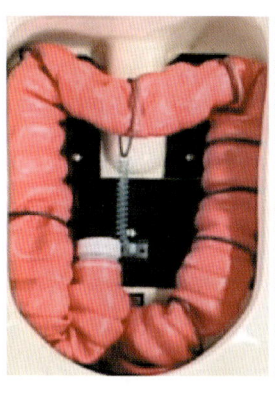

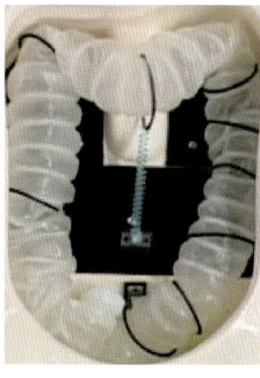

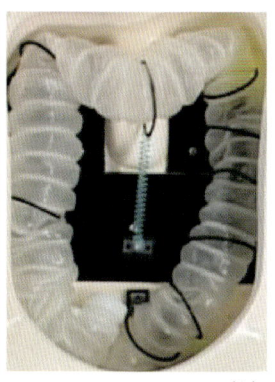

DVDmenu ▶17
動画を見るポイント
・管腔の捉え方，内視鏡操作

図4　パターン1　　　　　　　　　　　　　　　　a|b|c
a：挿入前のコロンモデル
b：挿入前の透明コロンモデル
c：脾彎曲付近まで挿入された状態の透明コロンモデル

● パターン2 ●

パターン1よりもややS状結腸が長いコロンモデル（**図5a, b**）．パターン2では，アングル操作と内視鏡のシャフト操作による管腔の捉え方，S-top通過後の内視鏡シャフトの右回旋とプル操作，SDJでの脱気操作と内視鏡シャフトの右回旋操作でS状結腸をプッシュすることなくSDJを通過し脾彎曲に挿入（**図5c**）する方法を習得する．

DVDmenu ▶18
動画を見るポイント
・S-top通過後の内視鏡シャフトの右回旋とプル操作
・脱気操作
・SDJでの内視鏡操作

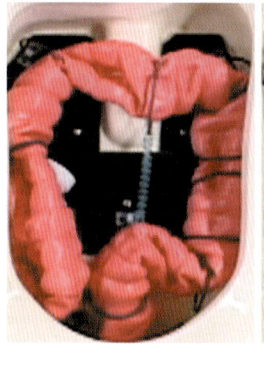

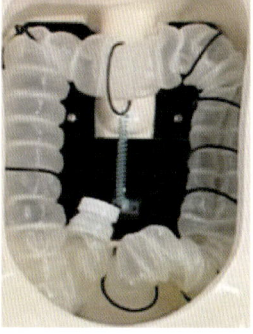

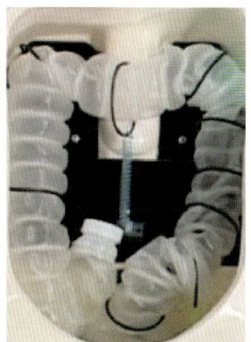

図5　パターン2　　　　　　　　　　　　　　　　a|b|c
a：挿入前のコロンモデル
b：挿入前の透明コロンモデル
c：脾彎曲付近まで挿入された状態の透明コロンモデル

Step 2　実地前研修

Step 2 実地前研修

DVDmenu ▶19

動画を見るポイント
・α-ループの形成
・内視鏡先端を脾彎曲にフックさせた状態でのα-ループ解除方法
・内視鏡先端が下行結腸にある状態でのα-ループ解除方法

● パターン3 ●

S状結腸がやや長いコロンモデル（図6a）．内視鏡シャフトのプッシュ操作で自然にS状結腸から下行結腸にα-ループが形成される．パターン3では，簡単なS状結腸のα-ループを内視鏡シャフトの左回旋操作でSDJを通過する方法（図6b, c），α-ループを内視鏡シャフトの右回旋で解除する方法（図6d, e）を練習する．α-ループは，内視鏡先端を脾彎曲にフックさせた状態で解除する場合と内視鏡先端が下行結腸にある状態で解除させる方法がある．この両方法を習得することも大切である．さらに，解除後に内視鏡が直線化し内視鏡に抵抗感を伴わない状態を，コロンモデルを目で見て確認し，さらに左手でシャフトの状態を体感し記憶する．

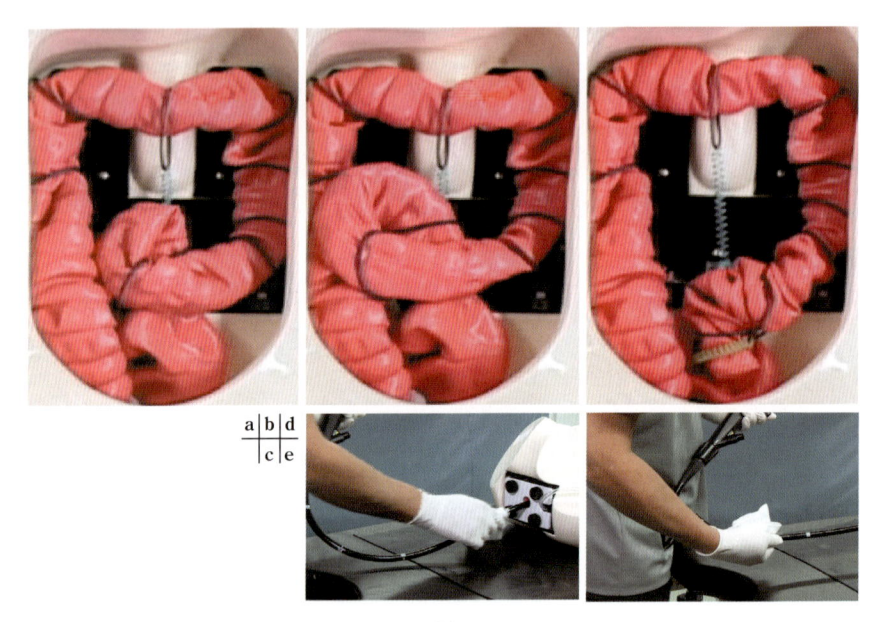

a	b	d
	c	e

図6　パターン3
a：挿入前コロンモデル
b：α-ループ形成のコロンモデル
c：α-ループ形成の右手の状態
d：α-ループ解除中のコロンモデル
e：α-ループ解除中の右手の状態

3. コロンモデルによるトレーニング

【中級〜上級編】

DVDmenu ▶20

パターン1〜3で習得したすべての技術を組み合わせて挿入するが，パターン4，5のS状結腸は長く，ショートニングは簡単ではない．ここでは，S状結腸で形成されるループの解除法とショートニングを習得する．

●パターン4●

DVDmenu ▶21
動画を見るポイント
・N-ループにおけるS-topからSDJへの挿入操作，N-ループの解除方法

S状結腸をショートニングして通過することが難しいN-ループを形成するコロンモデル（**図7a**）．S状結腸を内視鏡シャフトのプッシュ操作で過伸展し，大きなN-ループを作りながら挿入する（**図7b, c**）．SDJを通過した後に内視鏡シャフトの右回旋操作でN-ループを解除し（**図7d, e**）脾彎曲に到達する方法を習得する．

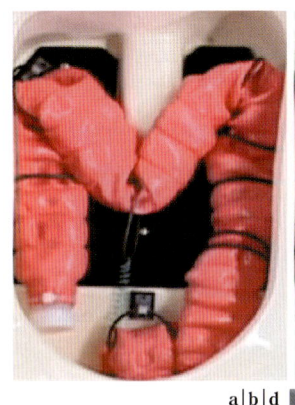

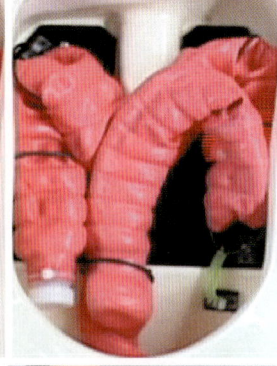

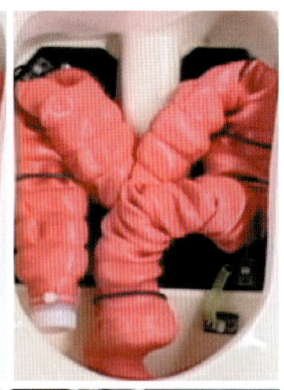

a	b	d
c	e	

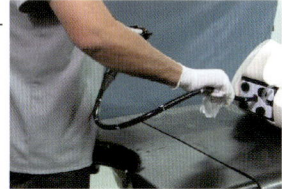

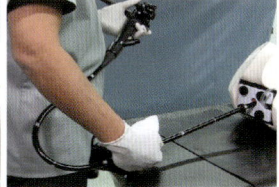

図7　パターン4
a：挿入前コロンモデル
b：N-ループ形成のコロンモデル
c：N-ループ形成の右手の状態
d：N-ループ解除中のコロンモデル
e：N-ループ解除中の右手の状態

Step 2
実地前研修

Step 2　実地前研修

DVDmenu ▶22
動画を見るポイント
・大きなα-ループを形成する際のアングル操作
・内視鏡先端が下行結腸にある状態でのα-ループ解除方法
・内視鏡先端を脾彎曲にフックさせた状態でのα-ループ解除方法
・透明コロンモデルの内視鏡の動きと右手の操作

●パターン5●

　S状結腸をショートニングして通過することが難しい大きなα-ループを形成するコロンモデル（**図8a**）．S状結腸に大きなα-ループを作りながら挿入する（**図8b, c**）．SDJを通過した後に内視鏡シャフトの右回旋操作でα-ループを解除する方法（**図8d, e**）を習得する．

　大きなα-ループは，パターン3のような小さなループと違い，その解除は容易ではない．内視鏡先端が下行結腸にある状態で解除させると内視鏡先端を下行結腸に留めることが難しい．したがって，内視鏡先端を脾彎曲にフックさせた状態でループを解除する方法が確実である．

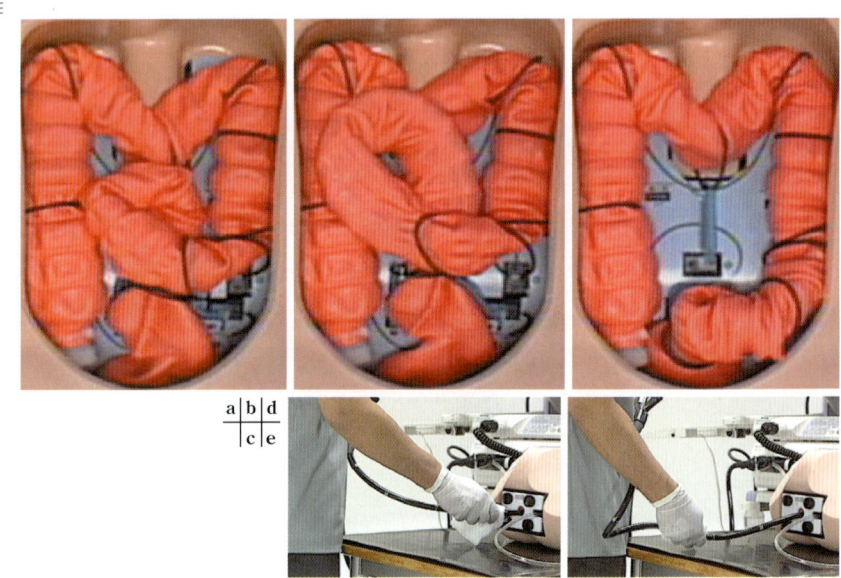

図8　パターン5
a：挿入前コロンモデル
b：α-ループ形成のコロンモデル
c：α-ループ形成の右手の状態
d：α-ループ解除中のコロンモデル
e：α-ループ解除中の右手の状態

3. コロンモデルによるトレーニング

【応用編】

DVDmenu ▶23

パターン1～5で習得した成果を用いて，まず，ループ解除の難しい裏α-ループの解除方法をパターン6のコロンモデルで解説する．次に，S状結腸の長いパターン4のS状結腸をショートニングしながら挿入する方法を解説する．

●パターン6●

DVDmenu ▶24
動画を見るポイント
・裏α-ループの解除方法

S状結腸をショートニングして通過することが難しい大きな裏α-ループを形成するコロンモデル（図9a）．S状結腸に大きな裏α-ループを作りながら挿入する（図9b, c）．SDJを通過し脾彎曲を内視鏡先端でフックした後に内視鏡シャフトの左回旋操作で裏α-ループを解除する方法（図9d, e）を習得する．

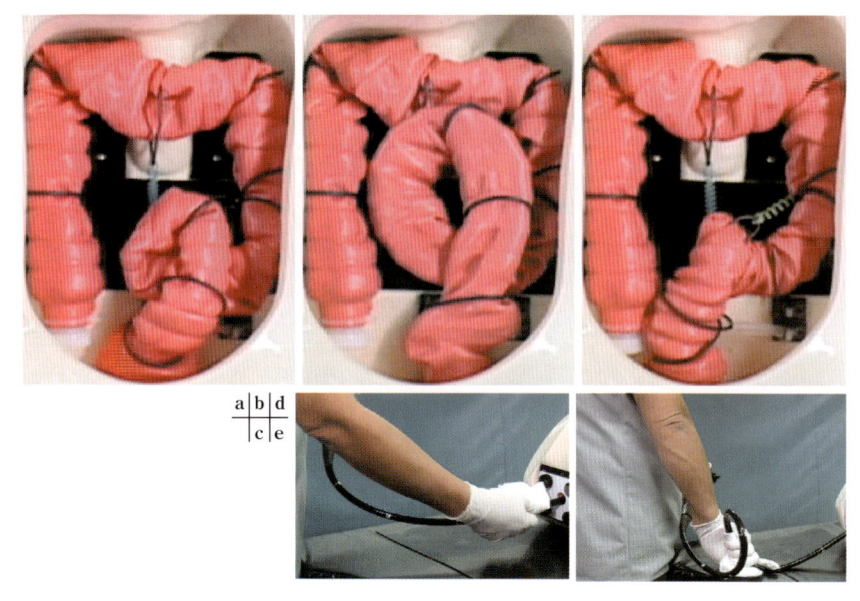

図9　パターン6
a：挿入前コロンモデル
b：裏α-ループ形成のコロンモデル
c：裏α-ループ形成の右手の状態
d：裏α-ループ解除中のコロンモデル
e：裏α-ループ解除中の右手の状態

Step 2　実地前研修

Step 2 実地前研修

●パターン4の短縮（ショートニング）挿入●

DVDmenu ▶25
動画を見るポイント
・長いS状結腸をショートニングしながら挿入する方法

　パターン4のコロンモデルのS状結腸は，プッシュによる挿入を行うと大きなN-ループを形成するようにかなり長い（**図10a**）．この長い腸をショートニングして挿入することは容易でない．内視鏡のプッシュ操作を可能な限り控えること，アングル操作と内視鏡シャフトの回旋操作のみでひだをかき分けて進むこと，屈曲部をフックし内視鏡シャフトにプル操作を行い保持すること，脱気による腸管のショートニングを行うことが必要である．そして，SDJでは，内視鏡シャフトへの強い捻り操作でS状結腸を直線化しながらアングル操作によってひだをかき分け下行結腸へ挿入する方法（**図10b**）を習得する．こうした一連の操作は，左側臥位にコロンモデルを体位変換すると行いやすい．

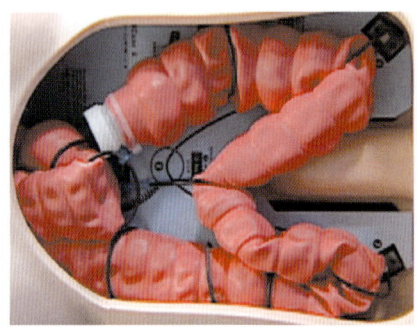

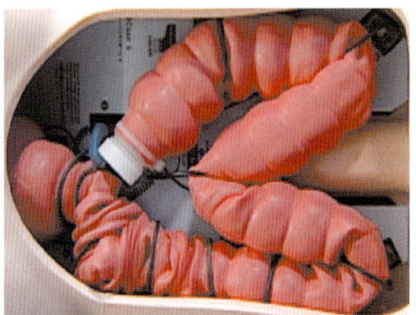

図10　パターン4の短縮挿入
a：挿入前，左側臥位コロンモデル
b：挿入後，左側臥位コロンモデル

2 脾彎曲～盲腸への挿入

DVDmenu ▶26

　脾彎曲～盲腸への挿入法の練習のため，横行結腸のパターンを，初級編として簡単なパターン（**図11a**）と中級～上級編として難しいパターン（**図11b**）の合計2パターンを用意した．そして，簡単なパターンは，コロンモデルのパターン1，2，3，5，6，複雑なパターンは，コロンモデルのパターン4に設定した．

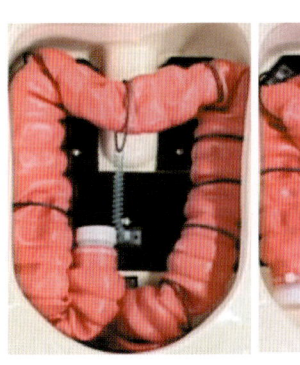

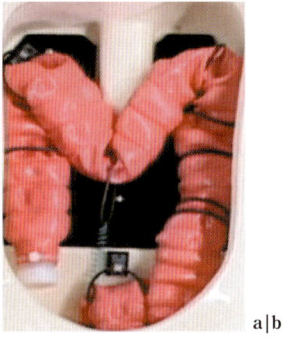

3. コロンモデルによるトレーニング

図 11　横行結腸の 2 つの挿入パターン
a：簡単なパターン　b：難しいパターン

●横行結腸の簡単なパターン●

横行結腸の走行が単純で短い簡単なパターンのコロンモデル（図12a）．横行結腸中央部で内視鏡シャフトに軽く左回旋操作を行い（図12b，c），右回旋に戻せば肝彎曲に到達する（図12d，e）．そのまま内視鏡シャフトをプッシュして盲腸に挿入する方法を習得する．

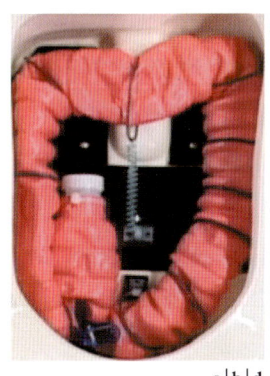

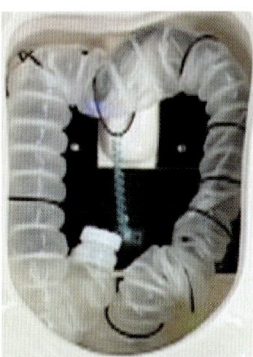

DVDmenu ▶27
動画を見るポイント
・横行結腸中央部での内視鏡シャフトの回旋操作

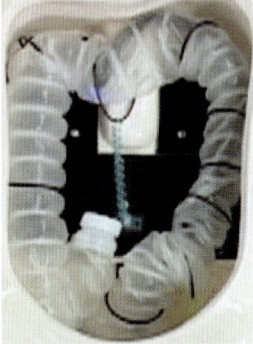

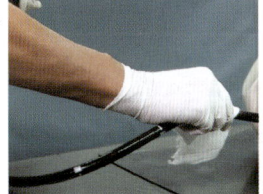

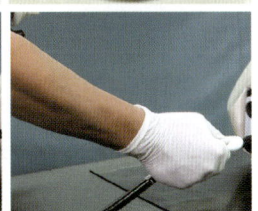

図 12　横行結腸の簡単なパターン
a：挿入前コロンモデル
b：横行結腸中央部に挿入された状態（透明コロンモデル）
c：横行結腸中央部で内視鏡の左回旋操作
d：肝彎曲に挿入された状態（透明コロンモデル）
e：内視鏡の左回旋操作を戻した状態

Step 2　実地前研修

139

Step 2 実地前研修

DVDmenu ▶28
動画を見るポイント
・長い横行結腸をショートニングして挿入する方法

● 横行結腸の難しいパターン ●

　横行結腸が下垂し肝彎曲の走行が複雑で長い難しいパターンのコロンモデル（**図 13a**）．まず，脾彎曲から横行結腸へは，アングルを DOWN 方向へ素早く回し，同時に軽く内視鏡シャフトをプッシュすると，内視鏡は伸展し横行結腸中央部へ挿入される（**図 13b, c**）．横行結腸中央部の下垂による屈曲部に内視鏡先端をフックし，内視鏡シャフトの左回旋操作とプル操作で横行結腸を引き上げるようにショートニングを試みる（**図 13d, e**）．脱気を併用し腸管をさらにショートニングする．アングル操作と内視鏡シャフトの回旋，捻り操作を駆使して肝彎曲に接近，通過し盲腸に挿入する．以上の方法を習得する．

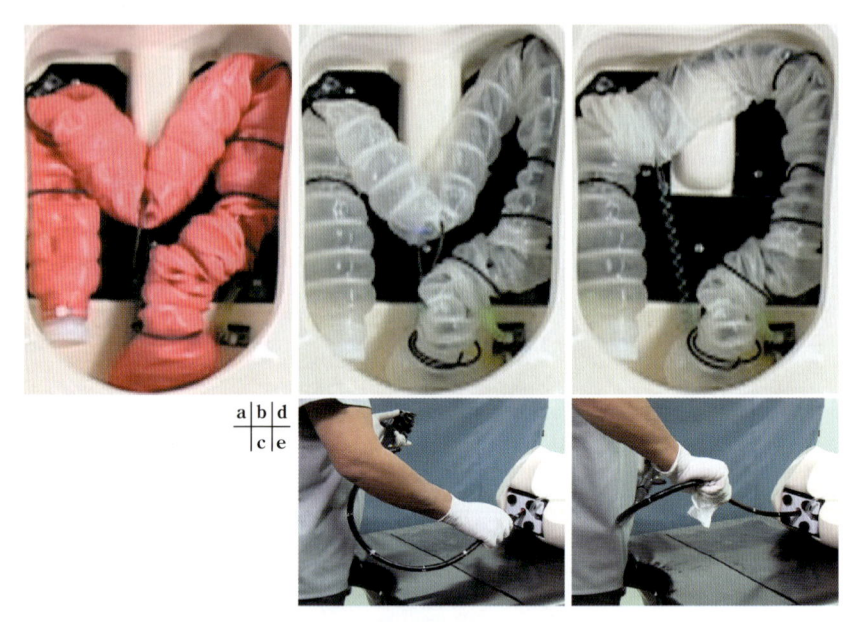

図 13　横行結腸の難しいパターン
a：挿入前コロンモデル
b：横行結腸中央部手前に挿入された状態（透明コロンモデル）
c：横行結腸中央部手前での右手の状態
d：横行結腸をショートニング中の状態（透明コロンモデル）
e：横行結腸をショートニング中の内視鏡の左回旋操作

3. コロンモデルによるトレーニング

3 内視鏡の「たわみ」への対処法

DVDmenu ▶29

動画を見るポイント
・内視鏡シャフトの回旋操作による「たわみ」への対処
・硬度可変機能を用いた「たわみ」への対処

　内視鏡の「たわみ」（**図 14**）については，「Step 2-2：大腸内視鏡挿入法の基本　2. 挿入時の留意点　5）内視鏡の「たわみ」を認識し対処する」の項で説明した．本項では，S 状結腸における内視鏡の「たわみ」への対処法を解説する．

　コロンモデルでの内視鏡の「たわみ」は，パターン 3 で S 状結腸をショートニングした後に，シャフトをやや左回旋ぎみにしてプッシュすると体感できる．

　内視鏡の「たわみ」に対しては，まず，内視鏡シャフトに回旋操作を行う．そして，内視鏡シャフトの回旋操作のみでは不十分の場合，内視鏡シャフトに強い捻り操作をかけることで内視鏡の「たわみ」を防止する．それでも効果を得られない場合は，硬度可変機能を用いる（**図 15**）．

　以上の方法を習得する．

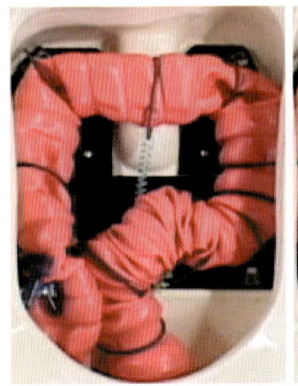

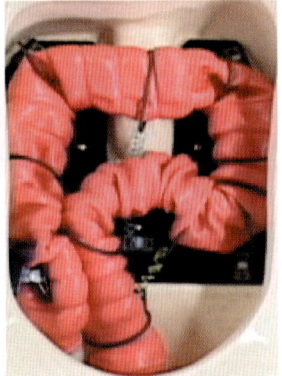

図 14　「たわみ」
a：コロンモデルの「たわみ」前の状態
b：コロンモデルの「たわみ」の状態

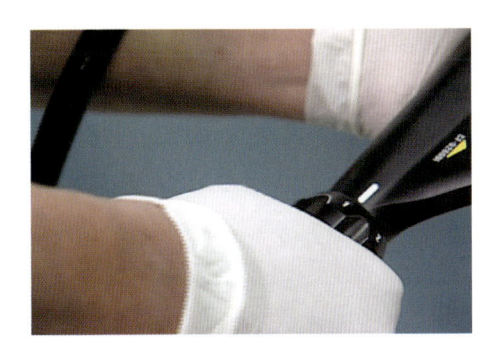

図 15　硬度可変機能を用いて「たわみ」に対処する

（津田純郎）

Step 3　実地研修

　症例における内視鏡挿入のポイントと観察のポイントを解説する．なお，本編では，内視鏡，内視鏡挿入形状観測装置（UPD），左手操作，右手操作の4画像合成画面（図a）を呈示する．UPD画像は，体の正面からの内視鏡挿入形状を表示した．さらに，必要に応じて被検者の腹部の画像（図b）を加える．

`DVDmenu ▶30`

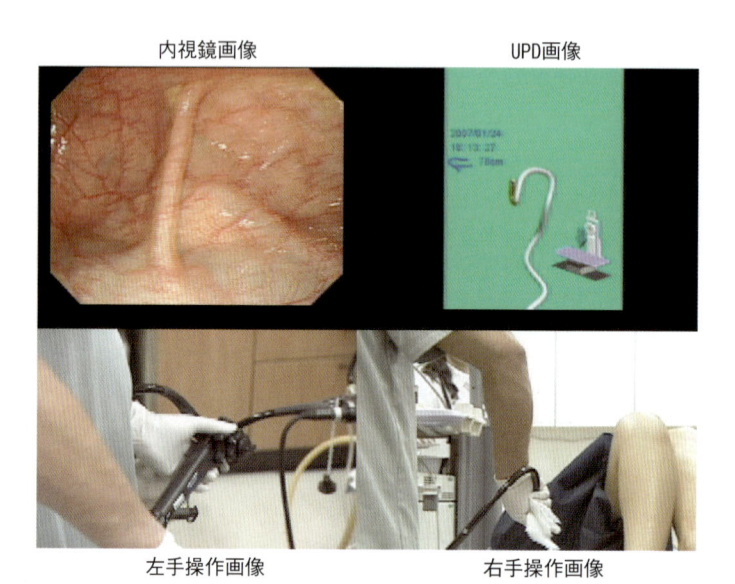

図a　UPDを用いた画像

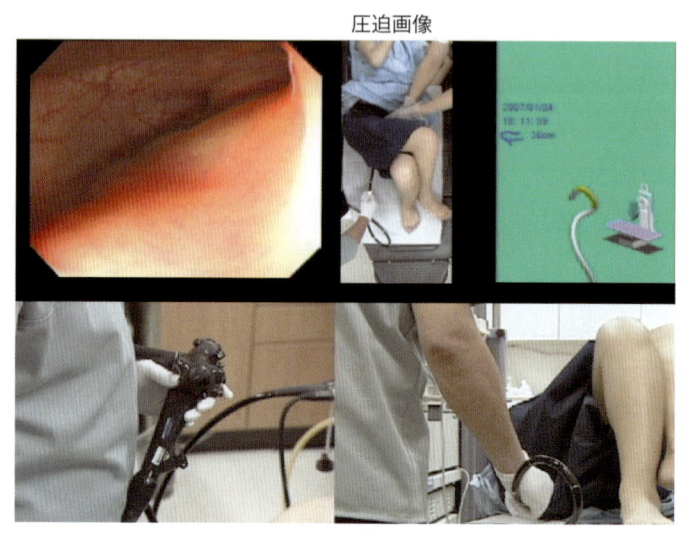

図b　被検者を含めた画像

Step 3 実地研修

1 症例における内視鏡挿入のポイント

症例における内視鏡挿入のポイントは，部位別に，直腸指診から直腸への挿入，直腸〜脾彎曲への挿入，脾彎曲〜盲腸への挿入，終末回腸への挿入に分けて解説する．

1 直腸指診から直腸への挿入

DVDmenu ▶31
動画を見るポイント
・直腸指診，潤滑剤の塗布，肛門管の観察

直腸指診，直腸への内視鏡の挿入は左側臥位で行う．肛門部に十分な潤滑剤を塗布し直腸を指診する（図1a）．内視鏡のUP・DOWN，LEFT・RIGHTアングルにロックがかかっていない状態を確認する．そのうえで，肛門管を観察しながらやさしく，ゆっくり内視鏡を挿入する（図1b, c）．内視鏡シャフトにも潤滑剤を塗布し直腸からの挿入を開始する．

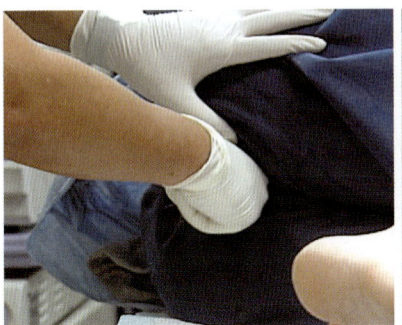

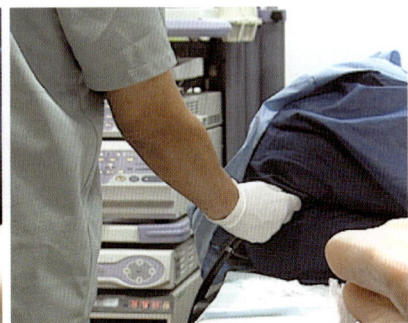

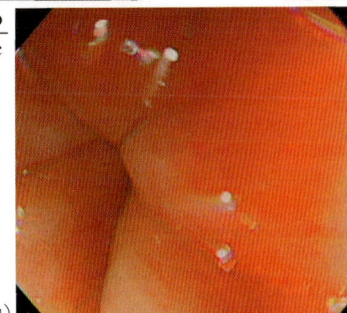

図1
 a：直腸指診
 b：肛門管への挿入
 c：肛門管の観察（内視鏡画像）

2 直腸〜脾彎曲への挿入

DVDmenu ▶32
動画を見るポイント
・アングル操作と内視鏡のシャフト操作

　直腸〜脾彎曲への挿入は，S状結腸からSDJをショートニング挿入する方法とS状結腸からSDJをプッシュ操作で挿入する方法に分けて解説する．

1）S状結腸からSDJをショートニングして挿入する方法

　S状結腸挿入の難易度に応じて，コロンモデルのパターン1に相当するS状結腸の症例の挿入，コロンモデルのパターン2に相当するS状結腸の症例の挿入，やや複雑な走行のS状結腸の症例の挿入，複雑な走行のS状結腸症例に対する用手圧迫を用いた挿入，さらに，「たわみ」に対して硬度可変機能と内視鏡シャフトへの捻り操作を用いた挿入を解説する．

● コロンモデルのパターン1に相当するS状結腸症例の挿入 ●

　簡単な走行の直腸，S状結腸のため，右回旋で内視鏡を進めるとS状結腸に入る．S-topの位置が正面から見て低い（図2a）ため，内視鏡シャフトの右回旋操作のみで簡単にSDJを通過し，内視鏡の直線化を保ちながら脾彎曲に到達する（図2b）．

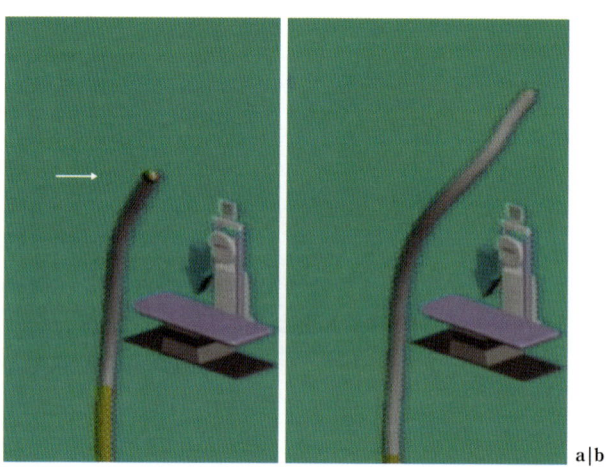

図2　コロンモデルのパターン1に相当するS状結腸症例の挿入
　a：S-top（→）を通過する状態のUPD画像
　b：脾彎曲に挿入した状態のUPD画像

1. 症例における内視鏡挿入のポイント

● コロンモデルのパターン 2 に相当する S 状結腸症例の挿入 ●

DVDmenu ▶33
動画を見るポイント
・内視鏡先端でのひだの かき分け
・体位変換

内視鏡先端で RS のひだをかき分けて進む（**図 3a**）．S-top 手前で左側臥位から背臥位に体位変換すると自然に S-top が開いて見える．図 2 の症例に比較して S-top から SDJ の距離がやや長いが，内視鏡シャフトの右回旋操作で S 状結腸を過伸展させることなくひだをかき分けて SDJ を通過させ，その後は内視鏡の直線化を保ちながら脾彎曲に挿入する（**図 3b**）．

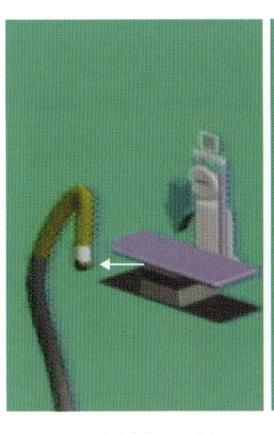

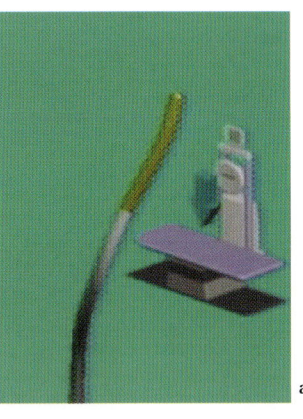

図 3　コロンモデルのパターン 2 に相当する S 状結腸症例の挿入
　a：RS を通過した（←）状態の UPD 画像
　b：脾彎曲に挿入した状態の UPD 画像

● やや複雑な走行の S 状結腸症例の挿入 ●

DVDmenu ▶34
動画を見るポイント
・腸の走行に沿って S 状結腸をショートニングし挿入する方法

RS 通過後 S-top 付近で内視鏡先端が右方向をむく（**図 4a**）やや複雑な走行をした S 状結腸の挿入．S 状結腸を過伸展させることなく，腸の走行に沿った内視鏡シャフトの回旋操作で S 状結腸をショートニングしながら SDJ を直線化し脾彎曲に挿入する（**図 4b**）．

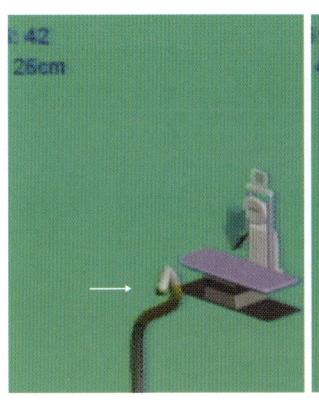

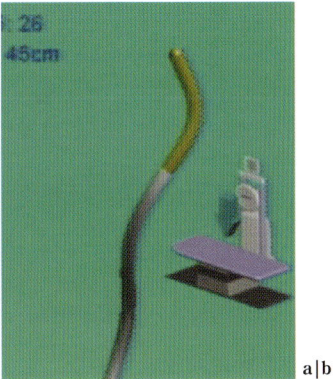

図 4　やや複雑な走行の S 状結腸症例の挿入
　a：S-top 付近で内視鏡先端が右方向をむいた状態（→）の UPD 画像
　b：脾彎曲に挿入した状態の UPD 画像

Step 3　実地研修

Step 3 実地研修

DVDmenu ▶35
動画を見るポイント
・用手圧迫によってS状結腸をショートニングし挿入する方法

● 複雑な走行のS状結腸症例に対する用手圧迫を用いた挿入 ●

　複雑な走行をしたS状結腸途中の屈曲部で，内視鏡のアングル操作，シャフトの回旋操作，脱気を用いてもそれ以上口側へ進めない症例（図5a）の挿入．内視鏡シャフトをプッシュし腸管を過伸展すれば被検者の苦痛が増大することが予想される．下腹部（恥骨結合直上）への圧迫用手（図5b）により腸管は押しつぶされ，内視鏡をプッシュすることなくS状結腸をショートニングしながら（図5c）SDJを通過し脾彎曲に挿入する（図5d）．

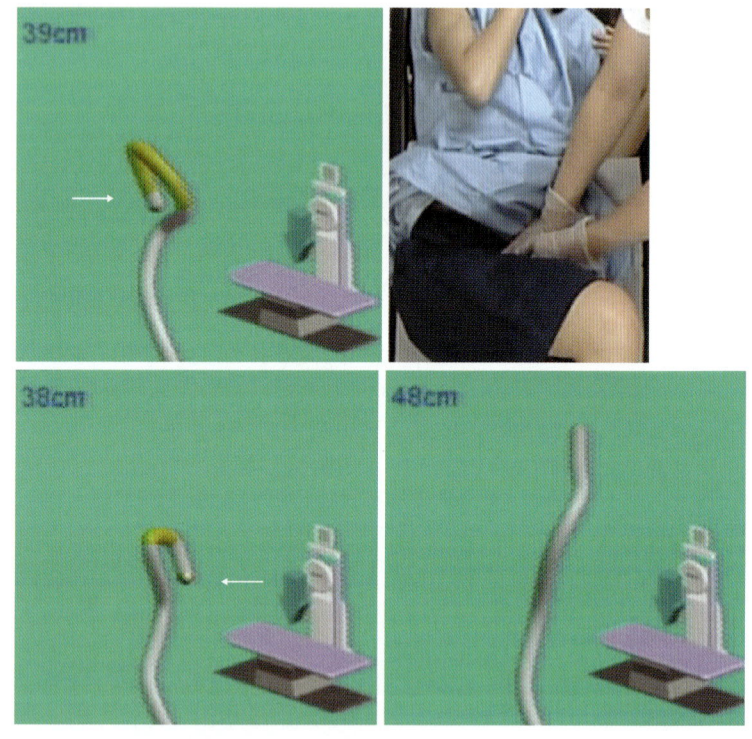

図5　複雑な走行のS状結腸症例に対する用手圧迫を用いた挿入
a：S-topから内視鏡先端が右方向（→）へ向き短縮挿入できない状態のUPD画像
b：恥骨結合直上の下腹部への用手圧迫
c：圧迫によりSDJへ内視鏡先端が向かった（←）状態のUPD画像
d：脾彎曲に挿入した状態のUPD画像

1. 症例における内視鏡挿入のポイント

● 「たわみ」に対して硬度可変機能と内視鏡への捻り操作を用いた挿入 ●

SDJ挿入時，S状結腸で生じた「たわみ」のため，下行結腸への挿入ができない症例（**図6a**）の挿入．硬度可変機能（**図6b**）と内視鏡の捻り操作でS状結腸をショートニングしながら脾彎曲に挿入する（**図6c**）．

DVDmenu ▶36
動画を見るポイント
・硬度可変機能の使い方，内視鏡の捻り操作

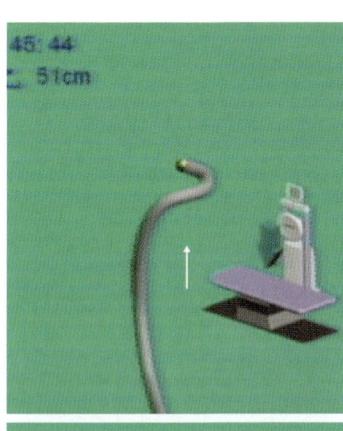

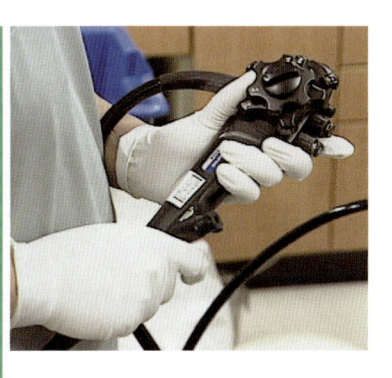

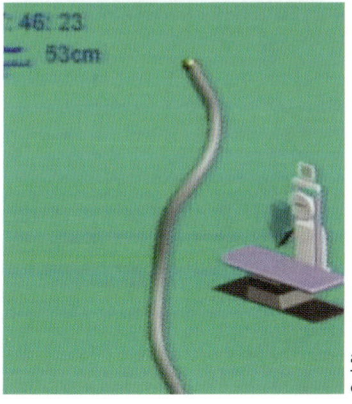

Step 3
実地研修

図6 「たわみ」に対して硬度可変機能と内視鏡への捻り操作を用いた挿入
　a：S状結腸が「たわみ」（↑）SDJより挿入できない状態のUPD画像
　b：硬度可変機能を用いて「たわみ」に対処する
　c：脾彎曲に挿入した状態のUPD画像

2) S状結腸からSDJをプッシュ操作で挿入する方法

内視鏡シャフトのプッシュ操作で作られたN-ループ，α-ループ，裏α-ループの解除法を中心に解説する．プッシュ操作は，被検者に苦痛を与える可能性が高いため，余分な送気で腸管を過伸展しない，単にプッシュするだけでなくプル操作を加えてループの大きさを小さくする，内視鏡をゆっくり操作する，用手圧迫も考慮するなどの工夫によって被検者の苦痛に配慮することが大切である．プッシュ操作で挿入した後は，ループを解除し，内視鏡を必ず直線化しなければならない．ループ解除は，内視鏡シャフトに回旋とプルの操作を加えて行う．

具体的には，内視鏡先端がSDJを通過して下行結腸にある状態で解除する場合と内視鏡先端を脾彎曲にフックさせた状態で解除させる方法がある．状況によってどちらを選択するかを判断する．要は，内視鏡先端がSDJを越えた状態に保つことである．

a．N-ループの解除

● 内視鏡先端が下行結腸に挿入された状態でのループ解除 ●

コロンモデルのパターン4に相当する1症例．S状結腸をN-ループを作りながらプッシュ操作で挿入し（図7a），SDJを通過してすぐに内視鏡シャフトのプル操作でS状結腸のショートニングを行い，ループを解除し脾彎曲に挿入する（図7b）．

DVDmenu ▶37
動画を見るポイント
・N-ループ解除の仕方

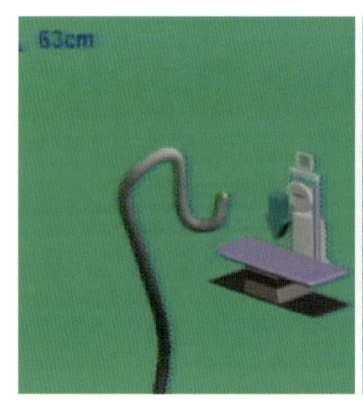

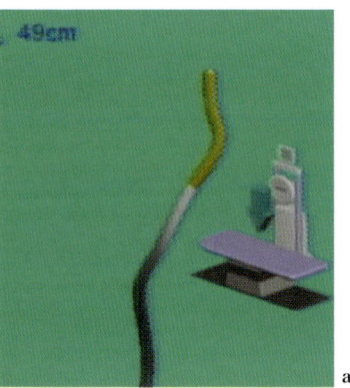

図7 下行結腸でのN-ループ解除
 a：N-ループ形成時のUPD画像
 b：ループ解除後のUPD画像

1. 症例における内視鏡挿入のポイント

● 内視鏡先端を脾彎曲付近にフックさせた状態でのループ解除 ●

コロンモデルのパターン4に相当する1症例．S状結腸を大きなN-ループを作りながらプッシュ操作で挿入し（**図8a**），内視鏡先端を脾彎曲付近にフックさせ，内視鏡シャフトのプル操作でS状結腸のショートニングを行い，ループを解除し脾彎曲に挿入する（**図8b**）．

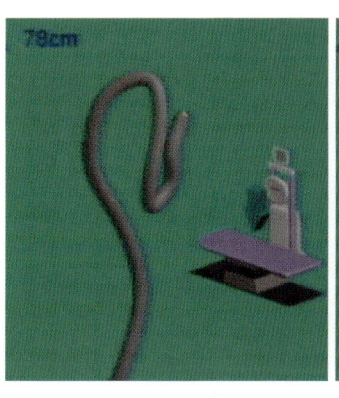

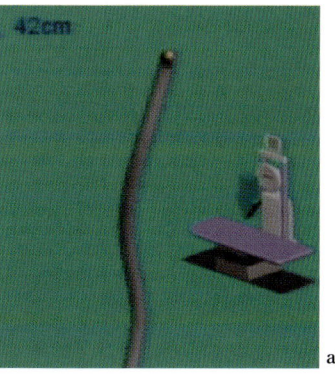

DVDmenu ▶38
動画を見るポイント
・N-ループ解除の仕方

図8　脾彎曲付近での N-ループ解除
a：N-ループ形成時の UPD 画像
b：ループ解除後の UPD 画像

b．α-ループの解除

コロンモデルのパターン3あるいは5に相当する症例．アングル操作と内視鏡のシャフト操作で効率的にα-ループを作りながら（**図9a**），内視鏡先端を脾彎曲付近にフックし，S状結腸をショートニングしてループを解除し脾彎曲に挿入する（**図9b**）．

DVDmenu ▶39
動画を見るポイント
・α-ループの作り方
・α-ループ解除の仕方

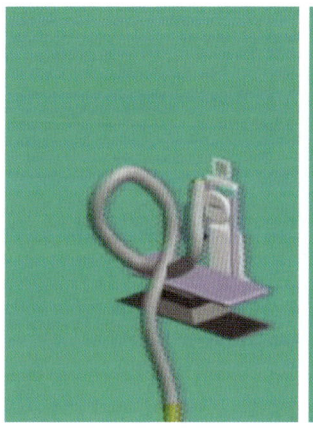

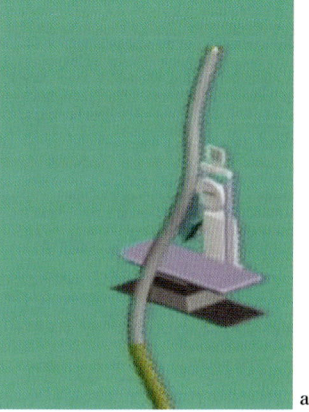

図9　α-ループの解除
a：α-ループ時の UPD 画像
b：ループ解除後の UPD 画像

Step 3
実地研修

c. 裏α-ループの解除

コロンモデルのパターン6に相当する症例．S状結腸から裏α-ループを作りながら深部大腸に挿入する（**図10a**）．ループが大きい場合，内視鏡先端を脾彎曲にフックしたほうがショートニングしやすい．フックできない場合は横行結腸中央部以降に内視鏡先端を進めておく必要がある．裏α-ループは，内視鏡シャフトの左回旋操作で解除する（**図10b**）．ただし，最初から左回旋で解除する場合と，右回転あるいはそのままの状態で内視鏡シャフトにプル操作を行い，最終的に左回旋で解除する症例があることを知っておかなければならない．

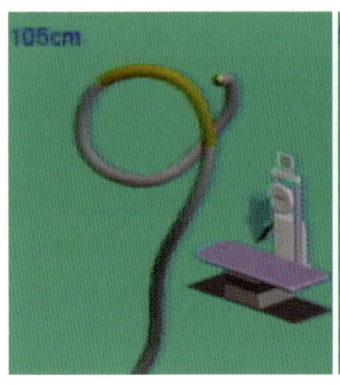

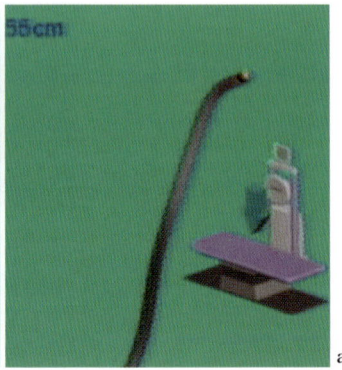

DVDmenu ▶40
動画を見るポイント
・裏α-ループの解除の仕方

図10　裏α-ループの解除
a：裏α-ループ形成時のUPD画像
b：ループ解除後のUPD画像

3　脾彎曲〜盲腸への挿入

脾彎曲〜盲腸への挿入は，Step 2で紹介したコロンモデルの横行結腸の簡単なパターンに相当する症例の挿入，コロンモデルの横行結腸の難しいパターンに相当する症例の挿入に加えて「たわみ」に対して硬度可変機能を用いた挿入を解説する．

●コロンモデルの横行結腸の簡単なパターンに相当する症例の挿入●

横行結腸の走行が単純で短い簡単なパターンのコロンモデルに相当する症例．横行結腸中央部の屈曲をUPアングル操作で通過し，内視鏡シャフトの左回旋操作（**図11a**）とプル操作で横行結腸をショートニングさせると肝彎曲近傍に到達する．さらに，脱気による腸管のショートニングを行いながら上行結腸に進み，そのまま内視鏡シャフトをプッシュし盲腸に挿入する（**図11b**）．

DVDmenu ▶41
動画を見るポイント
・横行結腸のショートニングの仕方
・脱気による腸管のショートニングの仕方

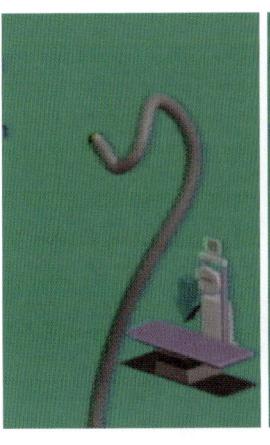

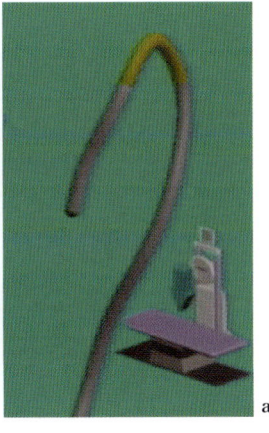

1. 症例における内視鏡挿入のポイント

図11　横行結腸の簡単なパターンに相当する症例の挿入
　a：横行結腸中央部を通過した状態のUPD画像
　b：盲腸に挿入された状態のUPD画像

● コロンモデルの横行結腸の難しいパターンに相当する症例の挿入 ●

　横行結腸が下垂し肝彎曲の走行が複雑で長い難しいパターンのコロンモデルに相当する症例．横行結腸が下垂しているため，脾彎曲から横行結腸へは，脱気しながらアングルをDOWN方向へ素早く回し，同時に軽く内視鏡シャフトをプッシュすると，内視鏡は伸展し横行結腸中央部へ挿入される（**図12a**）．横行結腸中央部の屈曲部をUPアングルで通過し，内視鏡シャフトの左回転操作とプル操作で横行結腸を引き上げるようにショートニングする．脱気を併用し腸管をさらにショートニングする．捻り操作も駆使してひだをかき分け肝彎曲に接近，通過し盲腸に挿入する（**図12b**）．

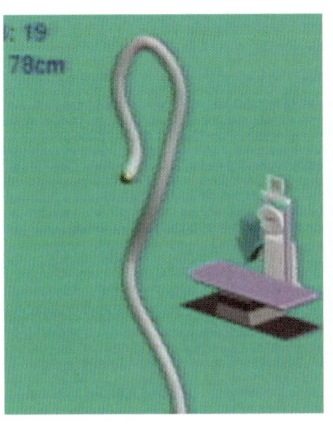

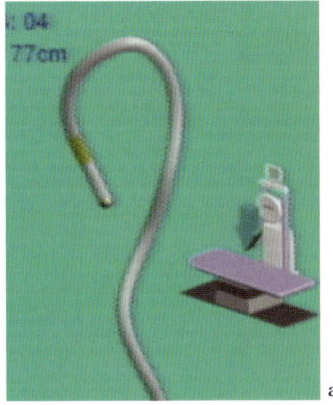

DVDmenu ▶42
動画を見るポイント
・脾彎曲から横行結腸への挿入操作
・長い横行結腸のショートニングの仕方
・脱気による腸管のショートニングの仕方

Step 3
実地研修

図12　横行結腸の難しいパターンに相当する症例の挿入
　a：横行結腸中央部を通過した状態のUPD画像
　b：盲腸に挿入された状態のUPD画像

Step 3　実地研修

DVDmenu ▶43
動画を見るポイント
・「たわみ」に対する硬度可変機能の使い方
・硬度を戻すタイミング

● 「たわみ」に対して硬度可変機能を用いた挿入 ●

　脾彎曲から横行結腸への挿入時，S状結腸に生じた「たわみ」のため，横行結腸への挿入ができない症例（**図13a**）．硬度可変機能（**図13b**）を用いることで「たわみ」のない状態で横行結腸に挿入する（**図13c**）．横行結腸中央部を通過した後は，硬度可変機能を元に戻すと以後の挿入がより容易になることが多い．

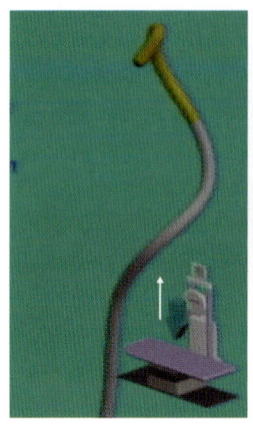

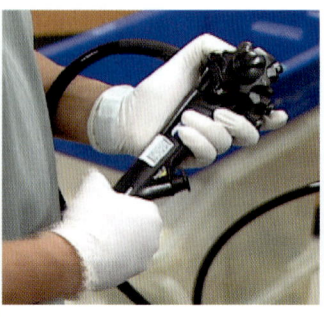

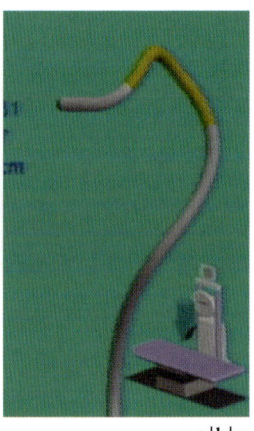

図13　「たわみ」に対して硬度可変機能を用いた挿入
a：「たわみ」（↑）のUPD画像
b：硬度可変機能を使用
c：盲腸に挿入された状態のUPD画像

4　終末回腸への挿入

　盲腸からゆっくり内視鏡を抜きながら，内視鏡画面の左に見えるバウヒン弁の中心に，内視鏡のアングル操作とシャフトの左回旋操作で内視鏡先端を向け（**図14a**），その操作をつづけることで終末回腸に挿入する．挿入後は，内視鏡に抵抗感を感じるまで内視鏡を進める（**図14b**）．挿入後は十分に観察する．

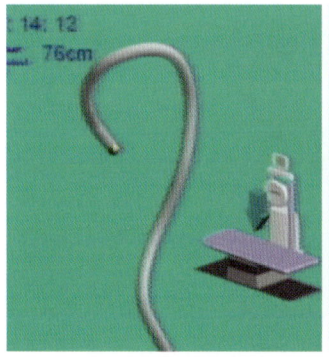

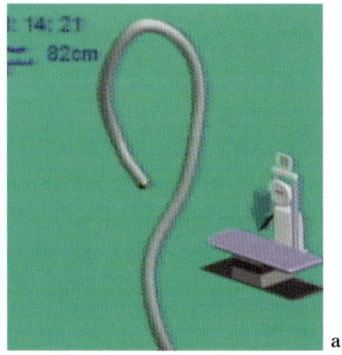

DVDmenu ▶44
動画を見るポイント
・終末回腸への挿入と観察

図14　終末回腸への挿入
a：終末回腸への挿入前UPD画像　b：終末回腸への挿入後UPD画像

（津田純郎）

Step 3 実地研修

2 観察のポイント

肛門から直腸へは，内視鏡を不用意に直腸に挿入するのではなく，ゆっくりと内視鏡先端を肛門に近づけ肛門を観察し，そのまま画面から目を離すことなく肛門管と直腸 Rb を少量の送気を加えながら観察する．

以後，盲腸までは，過剰な送気が腸管を伸展させる結果，挿入が難しくなることがあるため観察はできる範囲にとどめる．しかし，ゆっくりと一定の速度で挿入を行うことで，ある程度の範囲の観察は可能である．もちろん，送気・脱気を繰り返して適度な空気量を保ちながら内視鏡操作を加えることで観察範囲を広げて挿入することが望ましい（検者の挿入技術に見合った観察を行えばよい）．そして，盲腸に到達し終末回腸を十分に観察した後に本格的な大腸の観察を始める．挿入時に病変を発見していた場合は，体位変換などを併用し抜去時に見落とさない注意を払う．なお，観察には十分時間を費やしてよい．

そして，観察に際しては，①観察の支障となる泡，残渣，残便などを除去し，②観察の盲点をなくす工夫をする必要がある．以下にこの2点を概説する．

なお，観察中の被検者の不安，苦痛は，容認できないだけでなく観察を妨げるため被検者の不利益となる．そのため，必要に応じて抗不安薬や鎮痛薬を投与する．さらに，観察中に生じる腸管痙縮は観察範囲を狭め，被検者にもしばしば苦痛を与えるので，自然に消失しない場合は鎮痙薬投与の必要がある．

I 観察の支障になる，泡，残渣，残便などの除去

DVDmenu ▶45
動画を見るポイント
・泡，残渣，残便の除去方法

泡，粘液は，消泡剤や水などを用いて丹念に洗浄し吸引する．簡単な作業であるため決して怠らない努力が必要である．洗浄には，20cc注射器，自動送水器を用いる．そして，洗浄後の水分，残っている残渣，便塊，大量の水分は，内視鏡で吸引する．吸引できない場合は，水流や体位変換で観察したい部位からそれらを移動させる．

II 観察の盲点をなくす工夫

大腸内視鏡は，視野角が広く先端部の可動性にも優れている．しかし，前方直視鏡のため順視で観察できる範囲には限界がある．したがって，結

Step 3　実地研修

腸半月ひだや直腸 Houston 弁の裏側，腸管の屈曲部，回盲弁下唇の盲腸側，直腸 Rb などは盲点になりやすい．これらの盲点を観察するためには，観察範囲を広げる内視鏡操作と反転観察を理解し実行することが大切である．

1. 観察範囲を広げる内視鏡操作

DVDmenu ▶46
動画を見るポイント
・内視鏡操作方法
・空気量の調節
・観察体位

　観察の盲点となりやすい部位を観察するためには，まず，内視鏡の UP・DOWN，LEFT・RIGHT アングルと内視鏡シャフトの回旋操作をフルに活用しながら，観察角度を変える，内視鏡の先端部で腸管壁を押さえる，滑らせる，内視鏡で腸管を軽く伸展させるなどの内視鏡操作が重要である．ただし，乱暴な内視鏡操作は，腸管穿孔などの重大な合併症を惹起する恐れがあるため慎まなければならない．そして，腸管内の空気量を調節することも大切となる．空気量を減らすことで隠れた部分が見えやすくなることは多い．さらに，必要に応じて，体位変換，腹部への用手圧迫を行うことも忘れてはならない．なお，挿入時の観察にも盲腸からの抜去時の観察にも観察範囲には各々限界があることを知っておく必要がある．

2. 反転観察

DVDmenu ▶47
動画を見るポイント
・直腸内反転法と観察の仕方

　盲点をなくす観察を行うためには内視鏡の反転観察も必要になる．ただし，反転するには使用する内視鏡に応じた十分な広さを必要とするため，どこでも反転できるわけではない．一般的に上行結腸，横行結腸，直腸では比較的簡単に反転可能だが，下行結腸や S 状結腸での反転は難しい場合が多い．ここでは，直腸内反転法を説明する．

　内視鏡を直腸で反転させるには，まず送気で腸管を十分に伸展させながら右手で内視鏡シャフトを操作し内視鏡先端部を管腔のもっとも広い場所に進ませる．そして，UP・DOWN アングルノブを左手親指で UP 方向にゆっくり回転させ反転を開始する（**図 1a, b**）．さらに UP・DOWN アングルノブと LEFT・RIGHT アングルノブに左手親指をかけて両アングルノブを一緒に回転させる．内視鏡先端部が腸管壁に接しそうになるかあるいは接する（**図 1c, d**）あたりから UP と LEFT 方向に回転させる．このアングル操作を続けながら，右手で内視鏡シャフトを押し進める動作を加える（**図 1e, f**）．広い空間を利用して，左手によるアングル操作，右手による内視鏡シャフト操作をタイミングよく組み合わせて行うことが重要である．なお，反転の解除は，反転時と逆の操作を行う．

　腸管の状態によって内視鏡の反転が制限されることがある．むやみに反転操作を行えば内視鏡先端部による腸壁の過伸展により腸管壁損傷のみならず穿孔という重大な合併症を惹起するため反転操作には厳重な注意が必要である．危険を避けるためには，① 反転できる十分な広さのある場所で行うこと，② 基本手技に従って内視鏡を操作すること，③ 内視鏡をゆっくりと操作すること，④ できるかぎり内視鏡先端部を腸管壁に接しさせないことが大切である．また，太径の内視鏡で反転が難しい場合は細

2. 観察のポイント

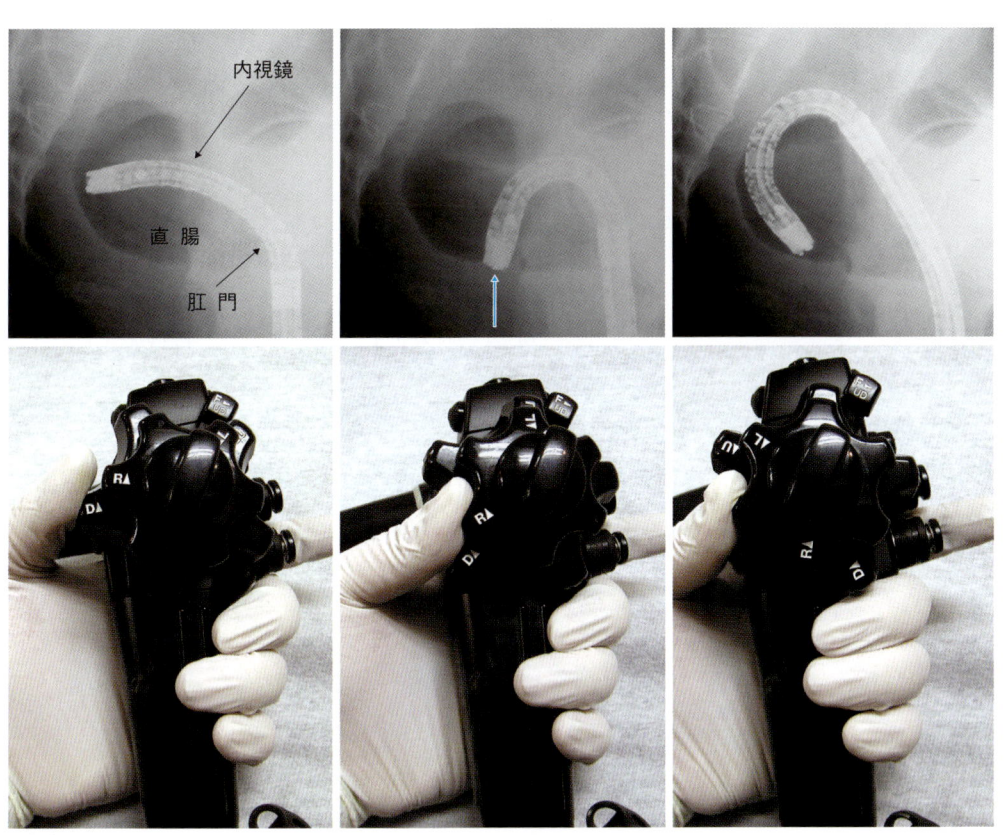

図1 直腸内反転観察

a：空気を十分に入れて直腸壁を伸展させた状態で反転を開始（X線側面像）．
b：aでの内視鏡のアングル操作
c：反転操作により内視鏡先端部は直腸後壁に接している（↑）（X線側面像）．
d：cでの内視鏡のアングル操作
e：dの状態で内視鏡を口側に進めながらアングル操作を続けると直腸壁を過伸展することなく反転できる（X線側面像）．
f：eでの内視鏡のアングル操作

径の内視鏡を選択する必要がある．内視鏡先端可動部半径と先端部外形の細い内視鏡が同じ広さの管腔内で小回りが効いて操作がしやすいことは言うまでもない．反転時に内視鏡先端部が腸管壁に接しアングル操作に抵抗を感じる場合は，反転を諦めるべきである．何とか無事に反転しても解除できなくなる場合もある．

　また，反転する部位ごとに反転時に内視鏡先端が向く方向を知っておく必要がある．内視鏡を盲腸に到達させた後の抜去時に内視鏡を反転させると，通常，内視鏡先端部は，上行結腸では体の中心へ，横行結腸では体の頭側へ向かって反転される．直腸では，背側へ向かって反転される．

（津田純郎）

Step 3　実地研修

Step 2, 3
参考文献

1) Shinya H：Colonoscopy, Diagnosis and Treatment of Colonic Disease. Igaku-shoin, Tokyo, 1982
2) 工藤進英 編：大腸内視鏡挿入法―ビギナーからベテランまで．医学書院，東京，1997
3) 多田正大 著：コロナビを用いた 新 大腸内視鏡テクニック．医学書院，東京，2000
4) 今月のテーマ：一人法大腸内視鏡挿入法．早期大腸癌 4(1)；5-115，2000
5) 早期大腸癌編集委員会 編：大腸内視鏡―挿入のコツ．日本メディカルセンター，東京，2001
6) 日比紀文，光島 徹，上野文昭：日本のコロノスコピー―エキスパートに学ぶ心と技．医学書院，東京，2003
7) 今月のテーマ：Total colonoscopy―挿入理論とその応用．早期大腸癌 7(5)；387-470，2003
8) 五十嵐正広，田中信治 編：ワンポイントアドバイス大腸内視鏡検査法．日本メディカルセンター，東京，2004
9) 今月のテーマ：大腸内視鏡挿入困難例への工夫．早期大腸癌 9(3)；229-302，2005

索　引

和文索引

あ
アウエルバッハ神経叢　42
アネキセート®　70, 74
アングル操作　144
赤玉　118

い
インフォームドコンセント　26, 84
医療訴訟　82
医療父権主義　26

う
裏α-ループ　128
　——の解除　150
　——を解除する方法　137

え
エンドルブリ　123
塩酸ナロキソン　74
塩酸ペチジン　69, 73
円柱細胞　41

お
オピスタン®　69, 73
オルトフルタルアルデヒド　56
横行結腸　39
　——中央屈曲部　39
　——の簡単なパターン　139
　——のショートニングの仕方　150, 151
　——の挿入　130
　——の難しいパターン　140, 151
　——をショートニングして挿入する方法　140

か
回盲弁小帯　41
下行結腸　38
過呼吸　44
過酢酸　57
過伸展　154
下部直腸　36
管腔の据え方　133
鉗子チャンネル　90, 110
　——の故障　96, 99
感染対策　59
肝彎曲部　39
　——の挿入　130

き
機材のセットアップ・配置　106
吸引　91
　——機能　90
　——チャンネル　90, 110
　——ボタン　87, 107, 113
強酸性電解水　57
虚血性大腸炎　38, 44
緊急内視鏡検査　27
　——時のモニタリング　77

く
クオリティーコントロール　59
グルタルアルデヒド　56
空気量の調節　154
偶発症　30, 80
　——と部位　43

け
経口腸管洗浄剤　65
憩室　43
経腸栄養剤　65
下剤　65
血小板凝集抑制薬　31
血中酸素飽和度（SaO_2）　70, 77

結腸ひも　42
結腸膨起　42
検査食併用ニフレック®法　64

こ
コールラウシュひだ　36
コロンモデル　131
高危険疾患　31
抗凝固薬　31
硬度可変機能　47, 93, 121, 122, 147, 152
　——を用いた「たわみ」への対処　141
硬度可変式スコープの特性　52
硬度機能　152
硬度を戻すタイミング　152
肛門縁　36
肛門管　36, 143
呼吸循環動態　71, 75

さ
サイレース®　72, 73
在宅ニフレック®法　63

し
ジアゼパム　72, 73
シャフト　104
　——操作　144
　——の回旋操作　104
　——の回旋操作による「たわみ」への対応　141
　——の硬度　51
　——の特性　115
ショートニング　104
歯状線　36
終末回腸への挿入　130, 152
出血　43, 80
潤滑剤　123, 143
循環動態の変動　71, 75
消化管機能調律薬　65

上行結腸　39
上唇　40
消毒　54, 108
消毒剤　56
上部直腸　36
情報の非対称性　26
慎重医療　84

す

スコープ外径　46
スライディングチューブ　95, 121, 123

せ

セルシン®　73
説明文書　28
穿孔　43, 80
洗浄　54, 57, 108
洗浄消毒装置　111
前処置　30, 61
　──の禁忌　66
全大腸内視鏡検査　30, 112

そ

ソセゴン®　73, 74
送気　91, 113
　──機能　89
　──チャンネル　89, 109
　──ボタン　87, 107, 113
送水　91
　──機能　89
　──チャンネル　89, 109
　──ボタン　87, 107, 113
組織採取　30

た

たわみ　117, 141, 147, 152
体位変換　120, 145, 154
代諾者　27
大腸
　──の解剖学的特性　35
　──の血管支配　42
　──の正常組織所見　41
　──の走行　35
大腸内視鏡検査
　──時の呼吸循環動態　75
　──の禁忌　29

　──の適応　29
大量マグコロール®P法　64
脱気　104, 133
　──によるショートニングの仕方　150, 151
多発憩室症　43

ち

虫垂開口部　40
注腸X線検査　32
超音波検査　32
腸間膜静脈血栓症　44
直腸　36
　──指診　143
　──内反転観察　155
　──の挿入　127, 132, 143
　──横ひだ　36
直腸S状部　36
鎮静　69
　──薬の合併症　71
鎮痛　69

て

低危険疾患　31
電気コネクター　96
　──の故障　96, 101
　──の防水　109

と

ドルミカム®　69, 73
同意能力　27
動脈血酸素飽和度　70, 77

な

内視鏡
　──の種類　45
　──の直線化　104
内視鏡システム　86, 106
内視鏡シャフト→シャフト
内視鏡処置具の洗浄・消毒　58
内視鏡挿入形状観測装置→UPD
内分泌細胞　42

に

ニフレック®法　62
　検査食併用──　64
　在宅──　63

は

バウヒン弁　40
パターン1　105, 133, 144
パターン2　105, 133, 145
パターン3　105, 134, 141, 149
パターン4　105, 135, 148, 149
　──の短縮（ショートニング）挿入　138
パターン5　105, 136, 149
パターン6　105, 137
パネート細胞　42
パルスオキシメーター　70, 77
杯細胞　41
半月ひだ　42
反転観察　154
反転操作　154

ひ

ビジクリア®錠　65
ひだのかき分け　145
微生物の消毒抵抗性　55
左回旋　113
捻り操作　116, 147, 151
脾彎曲部　38, 150
　──の挿入　128, 132

ふ

フタラール　56
プッシュ操作　104
プル操作　104, 133
フルニトラゼパム　72, 73
フルマゼニル　70, 74
プロナーゼ®　68
腹腔神経叢反射　44

へ

ペチジン　69, 73
ベンゾジアゼピン　72
ペンタゾシン　73, 74

ほ

ホリゾン®　73
ホワイトバランス　92
防御的医療　84

ま

マイスネル神経叢　42

み

ミダゾラム　69, 73
右回旋　113

め

メペリジン（オピスタン®）　69
迷走神経反射　44
滅菌　54

も

モニターテレビ　86, 106
モニタリング方法　76
盲腸　40, 150
　——への挿入　130, 138

ゆ

有害事象　28

よ

用手圧迫　119, 146, 154

ら

ラクテック®G注　71

り

リスク・マネジメント　27

る

ループ解除　116
ループの種類　128

ろ

ロヒプノール®　72, 73

英文索引

A

α-ループ　128, 136
　——の解除方法　134, 136, 149
　——の形成　134, 149
anal verge（AV）　36
analgesia　69
ASGE/ACG Taskforce on Quality in Endoscopy　29
Auerbach's plexus　42

C

careful medicine　84
columnar absorptive cell　41
CT検査　32

D

defensive medicine　84
dentate or pectinate line　36

E

endocrine cell　42

G

goblet cell　41
Golytely法　63

H

haustra coli　42
Helicobacter pylori　55
Houston's valves　36

K

Kohlraush ひだ　36

M

medical paternalism　26
Meissner's plexus　42
MRI検査　32

N

N-ループ　128, 135
　——の解除方法　135, 148

P

Paneth cell

R

Ra　36
Rb　36
RS　36

S

S状結腸　37
　——の6つの挿入パターン　132
　——の走行　38
　——をショートニングして挿入する方法　145, 145
　——をショートニングしながら挿入する方法　138
　複雑な走行の——　145
S-top　133
SaO_2　70, 77
SD-junction（SDJ）　37, 133
　——の挿入　127
　——をショートニング挿入する方法　127, 144
　——をプッシュ操作で挿入する方法　148
sedation　69
semilunar fold　42
Spauliding の分類　56

T

teniae coli　42

U

UPD（内視鏡挿入形状観測装置）　86, 124, 142
　——対応機種　47
　——対応スコープ　53
　——の原理　48

X

X線透視装置　124

動画で学ぶ
大腸内視鏡挿入法トレーニング
―― 研修者から指導者まで ――
2007年10月18日　第1版1刷発行

編　　著：大腸内視鏡挿入法検討会
企画責任編集：五十嵐正広
動画責任編集：津田　純郎
企画協力：オリンパスメディカルシステムズ株式会社
発行者：増永　和也
発行所：株式会社　日本メディカルセンター
　　　　東京都千代田区神田神保町 1-64（神保町協和ビル）
　　　　〒 101-0051　TEL 03（3291）3901㈹
印刷所：三美印刷株式会社

ISBN978-4-88875-201-5　￥9000 E

Ⓒ 2007　乱丁・落丁は，お取り替えいたします．

本書に掲載された著作物の複写・転載およびデータベースへの取り込みに関する許諾権は
日本メディカルセンターが保有しています．

JCLS ＜㈳日本著作出版権管理システム委託出版物＞
本書の無断複写は著作権法上での例外を除き，禁じられています．複写される場合はそのつど事前
に㈳日本著作出版権管理システム（☎03-3817-5670 FAX 03-3815-8199）の承諾を得てください．

MEMO

MEMO

MEMO

MEMO